尿路结石智能控压
腔内碎石取石术

主　编　宋乐明
副主编　杨忠圣　朱贤鑫　邓小林　黄　鑫　陈　华
编　者（以姓氏汉语拼音为序）

蔡云霞　陈　华　陈　萦　邓小林　杜传策　范地福
何小龙　胡　敏　黄　鑫　黄桂明　黄建荣　黄晓梅
黄永明　刘泰荣　彭光华　彭作锋　秦　文　宋乐明
杨忠圣　姚　磊　曾　旻　钟久庆　钟愉明　朱伦锋
朱秋华　朱贤鑫

人民卫生出版社
·北　京·

图书在版编目（CIP）数据

尿路结石智能控压腔内碎石取石术 / 宋乐明主编
. —北京：人民卫生出版社，2022.8
ISBN 978-7-117-33418-1

I.①尿⋯　II.①宋⋯　III.①尿结石 —碎石术　IV.
①R691.405

中国版本图书馆 CIP 数据核字（2022）第 142524 号

人卫智网	www.ipmph.com	医学教育、学术、考试、健康， 购书智慧智能综合服务平台
人卫官网	www.pmph.com	人卫官方资讯发布平台

尿路结石智能控压腔内碎石取石术
Niaolu Jieshi Zhineng Kongya Qiangnei Suishi Qushishu

主　　编：宋乐明
出版发行：人民卫生出版社（中继线 010-59780011）
地　　址：北京市朝阳区潘家园南里 19 号
邮　　编：100021
E - mail：pmph @ pmph.com
购书热线：010-59787592　010-59787584　010-65264830
印　　刷：中农印务有限公司
经　　销：新华书店
开　　本：787 × 1092　1/16　　印张：7
字　　数：170 千字
版　　次：2022 年 8 月第 1 版
印　　次：2022 年 9 月第 1 次印刷
标准书号：ISBN 978-7-117-33418-1
定　　价：98.00 元
打击盗版举报电话：010-59787491　E-mail：WQ @ pmph.com
质量问题联系电话：010-59787234　E-mail：zhiliang @ pmph.com
数字融合服务电话：4001118166　E-mail：zengzhi @ pmph.com

　　宋乐明，南方医科大学南方医院赣州医院（赣州市人民医院）泌尿外科主任，中国华东地区泌尿系结石病防治基地赣州分基地主任，智能控压经自然腔道输尿管镜取石术全国培训基地主任，江西省赣州市男科专业委员会主任委员，中华医学会赣州市医学会第四届泌尿外科分会泌尿外科专业委员会名誉主任委员，江西省研究型学会泌尿系结石分会副主任委员，江西省保健学会泌尿外科专业委员会副主任委员，海峡两岸医药卫生交流协会泌尿外科专业委员会超声影像学组副组长，《泌尿外科杂志（电子版）》《现代微创泌尿外科学》编委，赣州市"十大科技创新人物"。

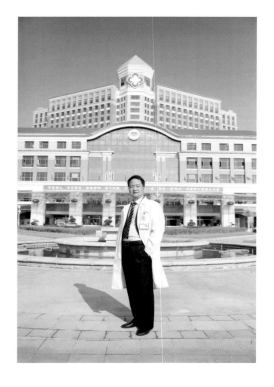

　　从医三十九年，一直从事泌尿外科临床工作。近十余年专注于泌尿系结石微创治疗研究，完成泌尿系结石的微创手术 1 万余例。主持多项江西省科技支撑项目研究，以第一作者或通信作者发表论文近 50 篇，其中 SCI 21 篇。在国际上创新了"微造瘘经皮肾镜吸引取石术""智能监控肾内压的新型输尿管软镜取石术"和"智能监控肾内压的经皮肾镜取石术"3 项新技术，获中国专利 4 项。同时研发了"微造瘘经皮肾镜吸引清石系统"和"泌尿腔内碎石灌注吸引智能控压清石系统"多种医疗器械。"应用微造瘘经皮肾镜吸引清石系统治疗鹿角性肾结石的临床研究"成果获江西省政府科技进步奖二等奖，赣州市政府科技进步奖一等奖。创新技术"智能监控肾内压的新型输尿管软镜吸引取石术"编入人民卫生出版社出版的《现代微创泌尿外科学》。主持的江西省科技厅重大支撑项目"智能监测和控制肾内压力的输尿管软镜吸引取石技术及相关仪器研发"，研究创新的医疗器械成功转化。

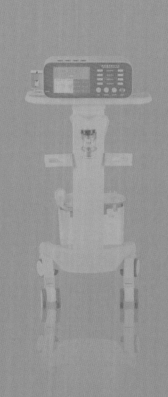

　　泌尿系结石是危害人民群众身体健康的常见疾病之一。随着内镜技术的不断发展,气压弹道、激光及超声等碎石方法的不断涌现,泌尿系结石的治疗步入微创时代,输尿管镜(软)碎石术、各种通道的经皮肾镜取石术(percutaneous nephrolithotomy,PCNL)以及腹腔镜下取石术取代了绝大多数传统开放手术。PCNL 作为治疗复杂性肾结石的首选方法,PCNL 的操作已经被泌尿外科医师所熟悉并形成规范。"出血要肾,感染要命",是医师们的"头上的紧箍咒",通过不断探求如超微通道、可视穿刺、碎石工具等多方面改进,使 PCNL 更加微创、手术效率更高、清石率更高、并发症更少,但结石残留、手术出血、腔内压力控制及感染,仍然是 PCNL 手术推广中遇到的主要瓶颈问题。宋乐明教授将微造瘘经皮肾镜吸引清石系统结合超声用于复杂性肾结石的治疗,既保证了微通道易于达到更多肾盏的优点,又获得了负压吸引清石系统降低肾盂内压的优势,是对传统 PCNL 和微造瘘经皮肾镜取石术(minimally invasive percutaneous nephrolithotomy,MPCNL)的很好改良,既能减少出血和降低感染率,还能提高清石率。

　　目前国内泌尿外科所用的诊疗理念、方法、技术、药物和设备,大部分都起源或研发于国外。宋乐明教授研究首创的"智能控压腔内碎石取石手术"是处理尿路结石问题的原创理念,很好地解决了临床所遇到的诸多问题,将产学研紧密联系在一起,有利于促进临床加强泌尿系结石的基础研究和成果转化。研究成果不应以发表论文为最终目的,开展临床研究的目的,是推动临床医学向前发展,让更多患者能从临床研究证实的诊疗新方法中受益。宋乐明教授的临床研究成果,不仅发表在国际杂志上,而且将研究成果"写在祖国的大地上",详细撰写了研究思想、研究成果和形成的技术体系,向全国推广应用,让更多患者受益。

　　本书阐述了利用"智能控压清石系统",如何保障肾盂内液体压力安全同时兼顾提高手术效率的方法,创新性地将智能控制压力技术设备应用在泌尿腔内碎石取石手术中。提出了新观点、新方法,丰富了全书内容。虽然伴着历史车轮,结石治疗已大踏步地步入微创时代,但切口更小、出血更少并不能让我们止步不前,只有更为简单、安全及有效,才是任何一项手术成功和成熟的真谛。

　　热烈祝贺《尿路结石智能控压腔内碎石取石术》的出版!

中华医学会泌尿外科学分会主任委员

中山大学孙逸仙医院泌尿外科主任

2021 年 12 月于广州

自 20 世纪 80 年代体外冲击波碎石技术问世,以及随后的上尿路腔内技术的应用和推广,泌尿外科手术学进入了新纪元。尿石病是一种复发性疾病,其复发风险高达 50%。鉴于肾结石的高发病率和复发率,微创技术的进步极大地改善了肾结石的治疗,如体外冲击波碎石术(extracorporeal shock wave lithotripsy,ESWL)、经皮肾镜取石术(percutaneous nephrolithotomy,PCNL)和逆行肾内手术(retrograde intrarenal surgery,RIRS)。ESWL 和 RIRS 目前被广泛用于肾结石的微创治疗。

然而泌尿系腔内碎石术,要有足量液体在腔内循环,以保持内镜视野清晰并及时带走激光等设备碎石产生的热能,防治肾盂内高压和提高手术效率仍然是目前泌尿外科医师亟需解决的重要问题。国内外学者已注意到灌注量不足和肾盂内高压引起的极大危害性,至今无很好的解决方法。目前腔内碎石术灌注量主要通过灌注泵、吊瓶滴注或注射器推注液体进行调控,无法准确监测灌注量大小,具有较大的随意性和不确定性,更无监测术中肾盂内压力的设备,不能及时发现肾盂内高压。随着肾盂内压力增高,可导致肾盂淋巴和肾盂静脉反流,引起液体外渗,导致术后疼痛、尿源性脓毒血症及肾损伤,严重时导致患者死亡。

在叶章群教授的指导和支持下,我们团队从 2009 年开始研究“微造瘘经皮肾镜吸引取石技术”,历时 4 年研究,积累了丰富的经验,首创的“经皮肾镜吸引取石术”既能有效降低肾盂内压力保障手术安全,又能通过吸引液体带出结石,显著提高了取石效率,避免了使用取石钳取石,并研发了“微造瘘经皮肾镜吸引清石系统”医疗器械。对于初学者,使用该器械手术,需要积累一定经验,才能精准、有效控制肾盂内液体压力维持在低负压平衡状态,掌握不好仍可引起严重的并发症。鉴于此,叶章群教授要求课题组继续深入研究,希望能把积累和掌握的技术经验转化到诊疗仪器上,研发智能化、数字化的智能腔内控压取石医疗器械。笔者主持申报了江西省科技厅重大研发项目“智能监测和控制肾内压力的输尿管软镜吸引取石技术及相关仪器研发”,2015 年课题立项,历时4年医研企联合研发了泌尿腔内碎石灌注吸引智能控压清石系统医疗器械,并通过1 000余例的经尿道自然腔道智能控压输尿管镜吸引取石术临床应用研究,对术式麻醉管理、术式体位、手术布局、设备使用、手术操作、护理配合等进行了系统的总结。

本书着重介绍创新研发思路,如何使用泌尿腔内碎石灌注吸引智能控压清石系统解决手术效率及肾盂内高压之间的矛盾,介绍泌尿腔内碎石灌注吸引智能控压清石系统结构、组成及工作原理。详细阐述智能控压输尿管软镜钬激光碎石取石术、智能控压输尿管硬镜钬激光碎石取石术、智能控压输尿管硬-软镜钬激光碎石取石术、智能控压经皮肾镜钬激光碎石取石术、智能控压尿道膀胱结石钬激光碎石取石术的麻醉与配合、手术体位与护理配合、手术步骤及术中操作注意要点和技巧,分享了部分典型手术病例和手术视频。本书对不同层次的泌尿外科专业医师、研究生、基层医院的医师有一定的参考价值。

本书参编人员均是临床一线工作者,在繁忙工作中完成了本书的编写,虽然经过反复讨论推敲,仍难免挂一漏万,技术观点也仅代表一方,祈盼读者见谅,同时亦恳盼各位泌尿外科同道不吝赐教,提出宝贵意见,以期在将来工作中不断改正和完善。

在此,感谢全国各地尿路结石领域专家给予我们的指导,是你们的支持和建设性的意见鼓励我们坚持研发,同时也感谢我院领导团队的大力支持,给泌尿外科引进了高端人才,不断增添和更新先进的仪器和设备,搭建了一个很好的临床研发平台。最后,感谢我的团队,为日常工作和项目研究付出了辛勤的劳动和智慧。

宋乐明

2021年10月

目　录

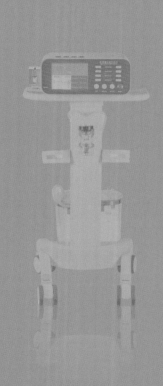

第一章
泌尿腔内碎石灌注吸引智能控压清石系统介绍

第一节 泌尿腔内碎石灌注吸引智能控压清石系统由来

一、微造瘘经皮肾镜吸引清石系统研发

经皮肾镜取石术（PCNL）自 1976 年问世以来，已被广泛应用于大的肾脏结石的治疗，目前推荐用于鹿角形结石、大于 2cm 的肾结石、冲击波碎石后大于 1cm 的肾下极结石。然而，除开放和腹腔镜手术外，PCNL 是微创结石外科技术中最具侵袭性的一种。多年来，技术和器械方面的进步使 PCNL 在结石清除率及疗效、并发症的预防各方面取得了显著进步。

近一个世纪以来随着饮食结构和生活方式的变化，肾结石的发病率一直在上升。在美国，肾结石的发病率由 5% 升至 10%，其上升是生活质量下降的常见原因之一。此外，泌尿系结石是一种容易复发的疾病，其复发率可高达 50%。鉴于肾结石的高发病率和复发率，微创技术的进步极大地提升了肾结石的治疗可能性，如经皮肾镜取石术（PCNL）、体外冲击波碎石术（ESWL）和 RIRS。ESWL 和 RIRS 目前被广泛用于肾结石的微创治疗，PCNL 的应用取决于结石的大小、位置、形状和成分。根据欧洲泌尿外科协会最新指南，PCNL 被推荐于大的肾结石（>20mm）和 10~20mm 下盏结石（ESWL 禁忌证）的首选治疗方法。自 1976 年由 Fernstrom 和 Johansson 首次报道以来，PCNL 已被广泛用于治疗大而复杂的肾结石，它也是治疗难治性肾结石（鹿角形结石、质地硬的结石、与肾解剖异常相关的结石以及其他微创治疗失败的结石）的金标准方法。然而，尽管 PCNL 被认为是一种微创的取石手术，但它仍然是一种极具挑战性的手术方法，并可引起严重并发症，如出血和尿源性脓毒血症。人们为降低复发率和提高 PCNL 的效率做出了许多的努力（表 1-1），因为 PCNL 仍然是许多病例的一线治疗方法。

经皮肾镜取石术（PCNL）为公认的肾结石首选治疗方法之一。国内外采用大通道（30~36Fr）、标准通道（20~24Fr）及微造瘘（14~18Fr）经皮肾镜取石术三类术式，目前应用最广泛的主要是后两种术式。PCNL 开始在国内的开展并不顺利，主要是因为大通道经皮肾镜取石，出血风险大，并发症多。直到广州医学院吴开俊教授、李逊教授在国内率先开展微造瘘经皮肾镜取石术（minimally invasive percutaneous nephrolithotomy，MPCNL），这种术式明显减少了出血，风险更加可控，使得微造瘘经皮肾镜取石术成为治疗肾结石的有效方法，也逐步成为经皮肾镜取石术的发展趋势。MPCNL 通道小、创伤小，配合大功率钬激光碎石，其

碎石效果好、出血少是其优点。目前碎石设备中大功率钬激光效率最高,但大功率钬激光是应用于MPCNL中,因peel-away鞘碎石通道小,灌注流量小,碎石时出现的"暴风雪现象"碎石视野不好影响其高效率发挥。激光有误伤黏膜的风险,大功率钬激光碎石产热,流量小集合系统黏膜有热损伤可能。其清石方式主要通过高压灌注和钳取碎石,术中碎石释放出细菌、致热原随高压灌注液反流吸收入血液循环,引起术中或术后发热、菌血症,甚至尿源性脓毒血症;若肾积水明显,结石易被高压水流导致移动不易清除碎石,另外手术时间长是其最大不足。标准通道经皮肾镜取石术配合超声弹道碎石清石系统,术中可即时清除结石,减少或避免钳取碎石及高压水流冲出碎石,缩短了手术时间,有效降低肾盂内压力,有利于避免碎石取石过程中毒素及致热原的吸收,降低了发热、菌血症的发生率,减少了液体外渗;但对于肾实质较厚的患者,肾实质动脉血管损伤概率增加,较大的内镜难以进入狭小的肾盏,较大器械也难以在小空间内施展,镜体摆动幅度小,对分散的肾多发结石处理困难,通常需要多个经皮肾通道。较粗大的肾镜难以进入较细的输尿管,处理输尿管上段结石常有一些困难;而且设备较昂贵,基层医院较难开展。鹿角形结石及其他较复杂肾结石,上述两种方法常需要多个通道,多次手术,或加体外冲击波碎石(ESWL),人们称其为"三明治法",治疗时间长及费用高,一期清石率不理想。

表 1-1 经皮肾镜取石术的历史进展

起源	时间	进展
Goodwin et al.	1955	首次经皮肾造瘘术
Fernstrom and Johansson	1976	首次经皮肾镜取石术
Wickham et al.	1984	首次无管化经皮肾镜取石术
Valdivia et al.	1987	首次仰卧经皮肾镜取石术
Helal et al.	1997	首次经皮肾微造瘘取石术

人们发现MPCNL术中、术后出现尿源性脓毒血症的风险较高,主要与尿路感染及肾盂内高压有关。在MPCNL操作过程中,常采用灌注泵保持肾盂内高压灌注以获得清晰的工作视野和高效的冲石效果,压力最高可达生理状况下的肾盂内压力的数十倍,出现肾盂内高压多见于:①肾镜摆动peel-away鞘被软组织回缩压迫,致peel-away鞘与肾镜之间的间隙减小,肾盂内压增加;②患者咳嗽,体位变化;③肾盂肾盏内碎石过多、堵塞、引流不畅;④肾镜进入狭窄的肾盏,由于peel-away鞘抵在肾盏颈外部的肾乳头上,引起肾盂内灌注液引流不畅;⑤异物钳取石时,peel-away鞘在操作挤压下变形,加之结石从peel-away鞘中拖出,肾盂内压灌注液流出通道减小,肾盂内压力升高。从以上原因分析传统微造瘘经皮肾镜取石术出现肾盂内压升高,主要原因是peel-away鞘为软质材料,易变形易被结石堵塞,流出道梗阻,可不可以用硬质金属鞘替代软质鞘行MPCNL来解决肾盂内压升高,避免因peel-away鞘变形等致鞘与肾镜之间间隙变小及流出道梗阻,这是笔者一开始就思考的问题。

标准通道(20~24Fr)及微造瘘(14~18Fr)经皮肾镜取石术是目前应用最广的两种经皮肾

镜取石术,大家认识到各有其局限性,现有的经皮肾镜取石术设备器械尚有很多不足之处,均存在无法克服的缺点。当时国内外虽进行了一些相关研究,但并无实质性的进展。有没有一个手术方式,既可达到集标准通道及微创经皮肾镜取石术的优点,又可避开两种取石术的各自缺点,充分发挥大功率钬激光的高效率碎石? 这对于提高碎石清石效果、减少术中术后并发症,特别是防止因尿源性脓毒血症,避免患者死亡很有意义。于是笔者想到了吸引下行微造瘘经皮肾镜取石术,因当时材料及器械的限制,在 2008 年曾应用直径为 5mm 的 Trocar 作为经皮肾镜鞘,原来 Trocar 鞘侧方的进气口作为吸引灌注液及碎石的出口,碎石的同时,可以通过吸引液体带出结石,提高取石效率。但很快发现 Trocar 的侧方出口通道较小,当碎石块较大时容易出现结石堵塞的现象。鉴于此,设计出金属经皮肾微造瘘吸引碎石清石鞘(图 1-1),连接负压吸引取石。在实际研究中发现手术室的中心负压吸引的负压吸引压力大、且不好控制与调节,遂而研发了一种具有灌注及吸引的系统及小直径经皮肾镜(12Fr),与金属经皮肾微造瘘吸引碎石清石鞘配置成微造瘘吸引清石系统(图 1-2),行 MPCNL,很好地解决了以上矛盾。

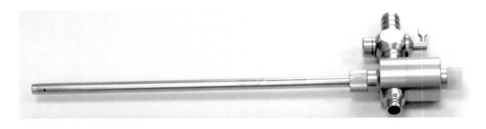

图 1-1　经皮肾微造瘘吸引碎石清石鞘

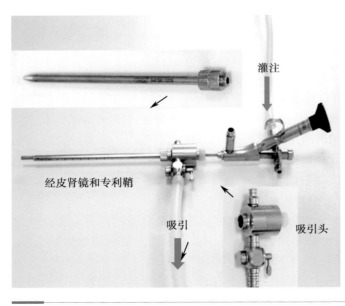
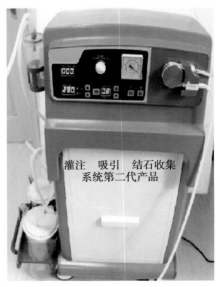

图 1-2　微造瘘吸引清石系统

创新的术式是既有标准通道经皮肾镜取石术的特点,又有微造瘘经皮肾镜取石术通道小、镜体小、灵活度高的优点;还同时避开了两者的各自缺点的一种新型、安全、简单、更有效的 MPCNL。因该术式国内尚无相关命名,项目组成员根据其特点称其为"微造瘘经皮肾镜吸引取石术"。该术式可提高碎石清石效果,减少手术并发症,提高手术安全性。微造瘘的基础上增加了负压系统,主动吸引清石,灌注流量和吸引负压可精确调控。由于镜鞘细小,活动范围大,能够直视下轻易进入大部分肾盏和输尿管上段进行探查和取石,对肾结石包括鹿角形肾结石 PCNL 治疗减少了穿刺通道,减少了穿刺带来的肾脏损伤。术中肾盂内低压,肾实质被轻度吸瘪,张力下降,肾实质的顺应性提高,不易被撕裂,肾镜的摆动幅度可进一步加大,到达更多的肾盏,一期手术清石率高、单通道清石率高,有效降低肾盂内压。集标准通道及微造瘘经皮肾镜取石术的优点:微创、提高碎石清石效果;显著缩短手术时间;减少经皮肾通道数及提高单通道一次清石率;有效降低肾盂内压力;减少术中术后出血、结石残留、脓毒血症、败血症等并发症。避开了标准通道及微造瘘经皮肾镜取石术的各自缺点。

（杜传策）

二、泌尿腔内碎石灌注吸引智能控压清石系统研发

中国是尿路结石世界三大高发国之一,发病率 5%~15%,术后 5 年复发率达 50%。当前上尿路结石治疗方法,依结石大小、成分硬度分为药物排石、体外震波碎石、经皮肾镜碎石取石术、经尿道输尿管镜碎石取石术等。

经皮肾镜碎石取石术,是对体积>2cm 肾、输尿管上段结石经皮肤、肾脏穿刺扩张建立通道(11~30Fr)到肾集合系统,在连续盐水灌注下通过肾镜进行碎石和取石。常见严重并发症为肾周围脏器损伤、肾脏出血和肾内液体高压(>30mmHg)反流引发凶险的尿源性脓毒血症。

经尿道输尿管镜碎石取石术,是对体积≤2cm 全程输尿管、肾结石经尿道,在连续盐水灌注下经尿道应用 4~9 Fr 输尿管镜经自然腔道进入上尿路碎石和取石。输尿管镜分硬镜和软镜,软镜前端上下可弯曲 270°,可进入肾各个部位碎石。因输尿管管腔细而长,因此增加了液体循环的难度和取石效率,肾内液体高压的并发症发生率也高于经皮肾镜取石术。软镜通常需配合软镜导引鞘操作,导引鞘的应用有利于肾内液体回流和取石,降低并发症。输尿管镜碎石后,结石颗粒用取石钳或套石篮取出,或术后靠患者自行排石。广州医科大学附属第一医院曾国华教授综合国内外文献统计:对于≤2cm 肾结石输尿管软镜取石术一次净石率为 50.4%,肾下盏结石取净率更低至 33%。

钬激光、超声、弹道是 3 种常用的碎石设备,钬激光是其中能量最强的碎石设备。钬激光光纤(200~550μm)插入输尿管镜内承载不同能量碎石。水是激光能量的最好传导介质,激光脉冲瞬间产生高热使水介质迅速加热产生气泡,气泡在光纤头端产生微小的爆炸效果将结石击碎,同时热效用致周围液体升温。因此,输尿管镜碎石术中因灌注流量不足引发热损伤易致术后输尿管狭窄;或因灌注量过大导致肾内高压发生肾破裂出血、细菌毒素逆行入血引发凶险的尿源性脓毒血症、感染性休克,甚至患者死亡。

常用的灌注方式分人工注射器推注、60cmH₂O压力生理盐水滴注或灌注泵注入。目前国内外所有灌注泵只有流量和灌注压力两个参数设定，均无法对肾内压力进行有效监测和控制，因此无法保障腔内碎石取石手术液体灌注的安全性和有效性。

经自然腔道是上尿路结石取石发展方向。研发满足钬激光碎石中防止热损伤的足量灌注流量，又能监测和控制肾内液体压力的医疗器械，设备参数配置合理，操作简单高效，建立经自然腔道无创碎石取石技术体系，是立项研究最终目的。

（一）泌尿腔内碎石灌注吸引智能控压清石系统总体思路及来源

自2009—2013年，笔者研究发现传统的剥皮鞘行经皮肾镜钬激光碎石取石术中存在的问题有：①灌注流量不足或液体循环不佳时，钬激光碎石中内镜视野容易产生雾霾现象和水流冲洗取石效果不理想，影响碎石取石效率和安全；②灌注流量过大时，粉碎的结石颗粒容易冲至肾内其他部位导致寻找结石困难，并且特别容易导致肾盂压力过高而发生液体外渗、水中毒、细菌和毒素反流发生凶险的脓毒血症等严重并发症。为解决灌注不足及肾盂内高压的问题，笔者设计了"经皮肾微造瘘吸引碎石清石鞘"（实用新型专利ZL2008 2 0137434.6），2012年立项江西省科技厅项目（应用微造瘘吸引清石系统行经皮肾镜吸引取石术治疗鹿角形肾结石的临床研究20122BBG70128）进行研究。课题完成研究后，2013年12月6日，江西省科技厅组织鉴定，鉴定意见为"该研究项目所获得的成果已达到国际先进水平"（赣科鉴字〔2013〕第101号）。项目研究成果2014年获江西省科学技术进步奖二等奖（证书号：J-14-2-26-R01）。

为进一步使经皮肾微创取石向经自然腔道的无创取石方向发展，笔者构思了一种全新的临床技术"智能控压经自然腔道输尿管镜取石术"。拟设计研发一种人工智能医疗器械——智能控压清石系统："灌注吸引平台"和"一次性使用无菌输尿管导引鞘"。灌注吸引平台具有灌注、吸引、压力监测、压力反馈控制功能。一次性使用无菌输尿管导引鞘集成压力传感和吸引功能。两者组合应用于智能控压经尿道自然腔道输尿管镜取石术临床技术。术中平台计算机可监测和控制灌注流量及肾盂内压力：①可检测镜鞘空间液体承载流量并设定合适的灌注流量；②设定术中肾内液体压力控制值；③设定术中肾内液体压力警戒值（具有报警和保护功能）。通过一次性使用无菌输尿管导引鞘将肾内压力传导反馈至平台计算机控制中心。控制中心依据平台设定的肾内压力控制值，智能调控吸引泵吸引力大小使肾内液体压力控制在设定值范围。使术中满足高效碎石的足量灌注流量，并通过智能控压使结石随液体循环吸出体外。操作简单快捷，手术效率达到微造瘘经皮肾镜吸引取石一期清石效果，却避免了经皮肾镜取石术的相关并发症。

（二）泌尿腔内碎石灌注吸引智能控压清石系统具体技术方案和实施步骤

1. 泌尿腔内碎石灌注吸引智能控压清石系统具体技术方案　上尿路结石梗阻合并尿路感染是临床常见病症。当肾内液体压力>30mmHg可导致细菌毒素反流入血，引发凶险的尿源性脓毒血症。经尿道输尿管镜碎石取石术中，必须灌注足量生理盐水在腔内快速循环来消除碎石术中雾霾现象，以保持输尿管镜视野清晰，带走钬激光产生的热能避免热损伤、形成涡流水循环达到冲吸结石的目的。所以，术中灌注足量生理盐水在空间狭小的碎石区域快速循环，是保证安全高效碎石非常重要的参数。要满足足量生理盐水在狭小区域快速循环并保证肾盂内低压,需要可视化、智能化的医疗设备控制。能够通过仪器应用压力反馈控制技术智能监控肾盂内压,并利用液体涡流冲吸取石,在手术需要不同灌注流量时,腔内压力均能恒定在设定的安全范围,那么手术操作变得更简单、快捷、安全。因此笔者研发出:医用灌注吸引平台、一次性使用无菌输尿管导引鞘,将其应用于输尿管软镜碎石术中,从而达到智能控压输尿管软镜取石术。

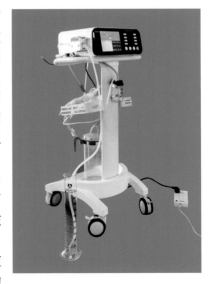

图 1-3 医用灌注吸引平台

(1)医用灌注吸引平台是集多个功能(灌注、吸引、压力监测、压力反馈控制)于一体的仪器,可以单独应用,也可以组合使用,形成全自动灌注吸引、压力监测、压力反馈控制系统(图 1-3)。

(2)一次性使用输尿管测压导引鞘(图 1-4):一次性使用输尿管测压导引鞘可以连接负压吸引,同时鞘内集成的液压传感通道与平台连接,可将肾内压力传送至平台,通过平台中心的压力反馈技术,监测和控制肾内压力。

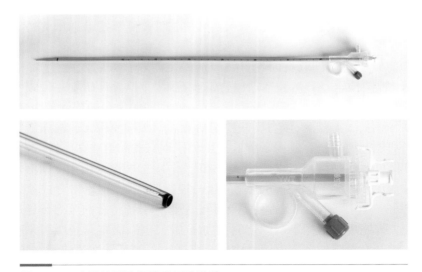

图 1-4 一次性使用输尿管测压导引鞘

智能控压系统具有压力反馈自动控制系统,通过平台设定灌注流量、腔内压力控制值,在不同灌注流量下,平台能智能控制肾盂内压维持在设定的范围,手术视野清晰,可连续高效碎石及吸引取石。各种原因导致腔内压力增高时自动报警或保护性停机,参数动态显示,操作简单。提高效率的同时又能避免发生热损伤及尿源性脓毒血症等严重并发症。最终达到降低医疗费用、保障患者生命安全的目的,可创造良好的社会效益和经济效益(图 1-5)。

肾、输尿管是人体内部器官,正常情况下肾内部存在一定压力,在结石合并梗阻时,梗阻上方内压将增高。输尿管镜钬激光碎石取石术中,要对肾内液体压力测量和控制,须选择正确的肾内测压部位,即测压点必须位于肾内(容器)最低水平面。笔者采用的"健侧卧奔跑位"可以使测压点位于最低位(图 1-6):①肾各盏、肾盂出口、尿道外口水平位由高至低。②鞘前端测压点置于肾盂出口处,校零后能反映肾内压力为最高变值。肾内压力测定前必须获得基础压力为 0mmHg(大气压下),即必须将内存的液体清空排出体外,测压点通向大气压压力为 0mmHg,术中平台数值显示才真实可靠,测量和控制才精准有效。

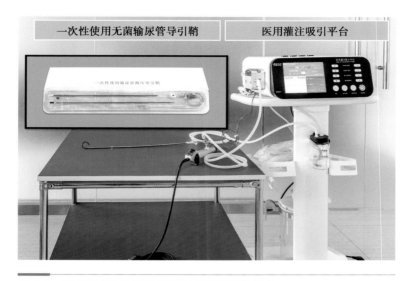

图 1-5　泌尿腔内碎石灌注吸引智能控压清石系统

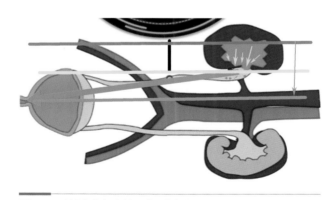

图 1-6　健侧卧奔跑位下肾脏空间位置

2. 实施步骤

(1)医疗器械控压工作原理创新研究及成果:基于前期微造瘘经皮肾镜吸引取石研究积累的临床控压经验,研发设计出一种"泌尿腔内碎石灌注吸引智能控压清石系统",把临床积累的手术控压和吸引取石经验转化到仪器设备,由仪器和器械实现腔内压力精确测量、精准控制、数字化显示和智能吸引取石。医疗器械包括一次性使用输尿管测压导引鞘和医用灌注吸引平台。医用灌注吸引平台具备灌注、吸引、压力监测功能和通过压力反馈技术的腔内压控制功能。一次性使用输尿管测压导引鞘具备腔内压力监测装置,压力监测为鞘壁独立的液压检测通道,压力检测点位于鞘前端,在鞘内外壁分别有 4 个防阻塞测压口与测压通道相通,鞘尾端回旋腔设计,侧方有吸引接口,主腔操作通道入口有软密封装置,可形成负压真空。手术中医用灌注吸引平台和一次性使用输尿管测压导引鞘用液压传感器和吸引管与平台连接组合成为整体应用。2013年4月,根据构思设计的具压力反馈控制技术的医用灌注吸引平台设备工作原理,笔者委托江西理工大学电气自动化控制学院程铁栋教授团队,联合进行产品设计研究。经过半年余反复的软件优化、硬件配置设计、体外实验测试、动物实验等,达到设计要求,技术固定后,试制了两台样机。

2014年1月28日宋乐明向国家专利局申请了"医用灌注吸引平台(ZL 2014 1 0041761.1)"发明专利1项,"医用灌注吸引平台(ZL 2014 2 0055766.5)""可测量压力的输尿管镜吸引鞘及灌注吸引装置(ZL 2014 2 0055134.9)""可测量压力的经皮肾吸引鞘及灌注吸引装置(ZL 2014 2 0055037.X)"实用新型专利3项。此系列专利技术,率先在国际上开创性将PID技术引用到医疗器械进行人体器官内液体灌注、吸引和腔内液体压力控制的临床技术中。即将偏差的比例(proportion)、积分(integral)和微分(differential)通过线性组合构成控制量,用这一控制量对被控对象进行控制。达到腔内压力智能平滑控制。

(2)泌尿腔内碎石灌注吸引智能控压清石系统工作原理创新研究及成果:传统的输尿管镜取石术在结石粉碎后通常靠取石钳、套石篮进行取石,费时费力,耗材费用也高,为防止结石碎石过程逃逸也会用到结石封堵器。为了碎石颗粒能尽快尽量取净,国内有企业研发生产了带吸引功能的输尿管镜鞘,临床使用过程中发现,在增加灌注流的同时能通过吸引取出结石,但因各个不同病例灌注量和吸引值难以人工设定达到精准平衡,导致结石被灌注冲走、腔内压力过高、吸引力过大等达不到完全取石,或因高压反流和吸引值过大出现更严重的并发症。

智能吸引取石是基于腔内压力设定为目标的计算机控制液体在腔内快速循环,设定腔内低负压目标控制值,计算机以目标控制值进行平滑精准控制吸引泵调节吸引力,使腔内空间相对缩小、腔内液体循环速度加快,被激光粉碎后的结石颗粒、粉末在涡流液体定向流动时被冲吸取出。腔内压力监控和报警功能,避免了碎石取石过程因碎石块、血块堵塞吸引通道发生腔内高压。消除了因人工调节灌注量与吸引不匹配,避免吸引取石效果不好和波动过大引发的各种并发症,提高了上尿路结石经自然腔道取石手术的有效性及安全性。清石率高达94.4%,无尿源性脓毒血症并发症发生,无周围脏器损伤,无死亡病例(浙江省人民医院、华中科技大学同济医学院附属同济医院及江苏省人民医院共同完成注册前临床试验研究结果)。

(3)泌尿腔内碎石灌注吸引智能控压清石系统体系创建和关键技术研究:2016年中华医学会泌尿外科学分会发表的《软性输尿管镜术中国专家共识》及中国医疗保健国际交流促进会泌尿健康促进分会及中国研究型医院学会泌尿外科学专业委员会共同发表的《输尿管镜碎石取石术安全共识》中,对应用输尿管硬镜或配合输尿管导引鞘的输尿管软镜钬激光碎石取石,只对术中灌注方法做了相应描述,对液体灌注量、肾内液体压力监测和控制等未作任何具体的描述。对钬激光碎石只对不同硬度结石如何设置钬激光能量进行碎石作了描述,对于钬激光碎石的作用机制和热能转换流量要求没有描述。当前输尿管镜术容易出现的并发症,如钬激光热能造成碎石术后输尿管狭窄,术中术后发生凶险的尿源性脓毒血症,软镜碎石术后残石等,均无有效的解决方案。究其原因,是当前器械和设备功能无法对肾内进行实时的压力监测和有效控制;对不同外径的输尿管镜配置不同内径的输尿管导引鞘,其镜鞘空间能承载的液体量也无法测算。因此,传统的输尿管镜碎石取石术,因液体灌注不足,钬激光热能损伤导致术后输尿管狭窄;或因液体灌注过量或镜鞘堵塞,导致瞬间肾内高压,尿液中细菌毒素因高压反流引发凶险尿源性脓毒血症,甚至患者死亡现象。高温和高压的矛盾影响手术效率和效果,严重制约输尿管镜碎石取石技术的发展。

自 2015 年 1 月 1 日起,本项目组先后获得 5 项省、市项目支持,任务来源于江西省科技厅 1 项重大项目(智能控制肾盂内压输尿管软镜吸引取石技术及相关仪器研发,项目编号:20152ACG70009),3 项青年自然基金项目(经皮肾镜吸引取石术中智能化监测和控制肾盂内压力的实验研究,项目编号 20161BAB215195;智能监控肾盂内压的新型输尿管软镜吸引取石术的研究与临床应用,项目编号 20171BAB215016;基于输尿管导引鞘的压力反馈智能控制肾盂内压的研究,项目编号 20181BAB215011)和 1 项赣州市科技局重大研发项目(输尿管软镜取石肾盂内压智能控制方法研究及器材研发,项目文号赣市财教市〔2014〕131 号)。重点应用前期研发的"泌尿腔内碎石灌注吸引智能控压清石系统",进行经尿道自然腔道"智能控压输尿管镜钬激光碎石吸引取石"创新研究,着重解决智能精准控压、自然腔道硬 - 软镜结合钬激光高效碎石、智能吸引取石 3 个关键技术,创建经自然腔道取石技术体系。

1)肾内压力智能精准控压研究及成果:进行肾内液体压力测定和精准控压操作前,首先必须了解肾内存在的基础压力。传统的输尿管镜钬激光碎石取石术,采用的手术体位是截石仰卧位,该体位置入一次性使用无菌输尿管导引鞘后,鞘前端位于肾盂输尿管连接部,鞘尾端位于尿道外口,外高内低无法将肾内尿液经鞘引出体外,因此肾内残留的液体无法精确计算其压力。为了精准测压和控压,创新出了健侧卧奔跑位手术体位用于肾结石的输尿管软镜治疗。该体位将患肾旋转 90°,肾盂出口朝下位于肾集合系统的底部,置入鞘后,肾各盏、肾盂出口、尿道外口水平位由高至低。肾内液体经鞘自然流出,位于肾盂输尿管交界处的鞘前端测压点是肾集合系统的最低水平位。对测压系统注水校零后,此时平台传感器读取到的压力值是肾集合系统内部初始的相对液压,术中启动医用灌注吸引平台后,这个值也是肾集合系统初始状态基础上的真实的压力波动值。

术中设定腔内压力控制值和腔内压力警戒值后,开启自动模式,输尿管镜在鞘内灌注并上调节灌注量,可测试镜鞘空间承载的最大流量,开始碎石时,流量减小 10~20ml/min。

术中设定腔内灌注流量值,通过设定腔内压力控制值进行改变肾、输尿管的腔内空间状态。设定零以上腔内压力控制值,可以使腔内空间扩大,水流在腔内的循环速度变慢,周围软组织壁液体压强增大,腔内维持正压循环;设定零以下腔内压力控制值,可以使腔内空间缩小,水流在腔内的循环速度加快,周围软组织壁的液体压强变小,腔内维持负压循环。设定腔内低负值更有利于碎石取石和保障安全。

术中警戒值的设定,是防止吸引通道被血块、碎石颗粒堵塞后腔内压力瞬间升高时,保障其压力始终不超过设定的反流极限值(无感染时设定 30mmHg,明显感染时设定为15mmHg)。

研究结果显示:健侧卧奔跑位是"智能控压输尿管镜吸引取石术"必备体位,术中肾内液体压力的精准监控,有效保障了患者手术安全,避免腔内液体大幅度波动造成的热损伤和凶险的尿源性脓毒血症等并发症发生。

2)自然腔道硬 - 软镜结合钬激光高效碎石研究及成果:钬激光的能量使激光脉冲瞬间产生高温,空气状态下,550μm 光纤承载 2.0jx30Hz 激光能量可瞬间(2 秒)击穿熔点 1 500℃

的 1mm 厚钢片。钬激光碎石机制中，水是激光能量的最好传导介质，激光脉冲瞬间产生的高热使液体介质迅速升温形成微气泡，气泡在光纤头端产生微小的爆炸效果将结石击碎，同时热效用也破坏结石并致周围盐水升温。

保证足量液体在碎石区域快速循环，是防止钬激光热能损伤和高效碎石取石的一个重要参数。项目组基于钬激光腔内碎石对灌注流量与温度变化关系，进行体外和动物实验研究，研究发现钬激光设置不同碎石功率、持续激发时间、不同流量流速在不同体积的容器内循环，在不同部位测试水温，其温度上升速度和高度均不同。光纤头端碎石区域温度上升最快、温度最高。当灌注流量持续 ≥45ml/min 时，碎石区域液体温度低于 48℃，不会导致软组织的热损伤。Rezakahn Khajeh N 的研究表明，在实验条件下，模拟输尿管镜碎石术，"肾盂空间"为 60.8ml，230μm 激光光纤，功率设定为 40W，激发 60 秒，灌注流速需 ≥40ml/min 才可避免达到热损伤阈值（Rezakahn Khajeh N，Hall TL，et al. Pelvicalyceal Volume and Fluid Temperature Elevation During Laser Lithotripsy.J Endourol，2021.）。术中因有空间大小变化、结石梗阻及激光激发时间长短不等因素变化，因此建议灌注流量 ≥50ml/min 避免达到热损伤阈值。

亚洲成人输尿管管腔直径约 7mm，通常输尿管鞘内外径约 12/14Fr 较为合适。因钬激光碎石必须保证持续 ≥45ml/min 的流量灌注，所以，针对不同内径一次性使用无菌输尿管导引鞘，配置的输尿管硬镜和软镜除能满足灌注量要求外，其镜鞘空间必须满足灌入量的吸出，达到入出平衡，且入出量越大视野清晰度越高，碎石取石效率也越高。研究结果显示 11~12Fr 内径的一次性使用无菌输尿管导引鞘配置外径 ≤8.6Fr 的输尿管硬-软镜最为理想。

碎石手术前，用长度 420mm 硬性输尿管肾镜进行包含尿道、膀胱、患侧输尿管检查，了解尿路有无其他病变，患侧输尿管是否存在严重的狭窄和扭曲，在输尿管能够观察到结石大部分主体时，留置好斑马导丝，置入长度 35cm 内径 12Fr 一次性使用无菌输尿管导引鞘，先用外径<8.6Fr、长度 420mm 的硬性输尿管肾镜，插入 550μm 光纤，设置 2.0J×30Hz 能量，行智能控压输尿管硬镜钬激光碎石取石术，待硬镜完全清除结石后，怀疑肾内"死角"仍残留有结石，则更换外径 ≤8.6Fr 输尿管软镜继续检查和碎石至结石完全清除。对于较大负荷的鹿角形、复杂性肾结石，可采用分次的输尿管硬、软镜结合碎石取石术。

研究结果显示：硬-软镜结合的智能控压输尿管镜吸引取石术，"先硬后软"是安全的高效原则。

3）智能吸引取石技术研究及成果：传统的输尿管镜取石术，结石被钬激光粉碎后，通常情况下采用取石钳钳取或套石篮套取，对于较大负荷结石大部分由患者术后自行排石。国内外文献统计 ≤2cm 的上尿路结石 3 个月真实结石清除率仅为 50.4%，肾下盏结石清除率更是低至 33%。意味着近半数以上患者需再次手术清石。

在本项目研究中，为了使肾盂内液体压力监测和控制更精准，创新了健侧卧奔跑位水平手术体位，即患者采用患侧在上的侧卧位，双下肢如奔跑状，患侧下肢屈曲朝后高架起，健侧下肢伸直朝前平托。该体位使患侧尿路从肾小盏、肾中盏、肾盂、输尿管、尿道外口由内向外形成落差，在钬激光碎石过程中，充分利用了此落差，粉碎的结石颗粒依其重力作用，随智能吸引的水流从高至低自然向外即时清除，能进入镜鞘空间的粉末状颗粒直接随水流吸出，大于镜鞘空间小于鞘内直径的碎颗粒通过退镜吸出，为避免大量颗粒堆积鞘口把输尿管镜嵌顿,建议持续碎石2分钟退镜清除。对于输尿管结石和肾盂结石,在智能吸引的作用下结石不逃逸可完全原位碎石。各盏内结石可达到井下采矿式"崩落空场"碎石取石,基本废除了取石钳、套石篮、封堵器等高值耗材的使用。

研究结果显示:≤2cm结石一次清石率达98%以上。并为每例手术患者节约耗材费用近万元。显著降低了非计划再次手术比例。

3. 推广应用程度与结果评价　"智能控压经自然腔道输尿管镜吸引取石技术"和"智能控压经皮肾镜吸引取石技术"在江西省内和广东、广西、云南、四川、福建、湖南、重庆等全国大部分的结石高发地区得到广泛地推广应用。应用结果:对于≤2cm上尿路结石,"智能控压经自然腔道输尿管镜吸引取石技术"手术即刻清除率达92%以上,显著优于"传统输尿管软镜取石术"3个月的50.4%一期清石率。拓宽了经自然腔道取石手术适应证:①对于结石合并感染和感染性结石能够一期取石术,及时保护了肾脏功能;手术时间明显缩短;②对于>2cm上尿路结石,采用硬-软镜联合碎石取石,可达到微造瘘经皮肾取石术之效率。通过智能吸引取石,无须使用套石篮、取石钳、封堵器等高值耗材,显著降低一次性手术耗材占比。"智能控压经自然腔道输尿管镜吸引取石技术"手术安全性和有效性显著提高,降低了肾脏出血和尿源性脓毒血症等严重并发症发生率,降低了非计划再次手术比例,明显节约患者和医保费用。该技术可开展日间手术模式,技术适宜在县级基层医院推广应用,达到国家卫生健康委实行泌尿系结石常见高发病进步分级诊疗目标。

(朱贤鑫　宋乐明)

第二节　泌尿腔内碎石灌注吸引智能控压清石系统结构及组成

一、泌尿腔内碎石灌注吸引智能控压清石系统结构

根据手术过程中的不同需求,平台具有两种基本功能,通过将平台主机设置在两种不同工作模式下实现,两种模式分别是灌注吸引自动模式、生理灌注模式。下面对两种模式的性能进行描述。

(一)灌注吸引自动模式

平台接通电源开机后系统默认进入灌注吸引自动模式,在生理灌注模式下按动"模式切换"按钮系统也可以进入灌注吸引自动模式。当按动"启动/暂停"轻触按钮后,系统进入灌注吸引自动模式工作状态,再按一次"启动/暂停"轻触系统进入暂停状态。

进入灌注吸引自动模式后,平台蠕动泵根据设定的灌注流量进行自动灌注,灌注流量值

实时显示在液晶屏"实时灌注流量"处；灌注的同时，系统通过一次性液压传感器实时采集腔内测量点的液体压力并将压力值实时显示在液晶屏"实时腔内压力"处；系统实时监测收集容器内气体负压，并将负压值显示在液晶屏"实时吸引负压"处。系统根据一次性液压传感器实时采集的压力并与腔内压力设定值对比，反馈性地控制负压泵转速从而调节收集容器内负压大小，将灌注到腔内的液体及时吸出，从而使实时腔内压力稳定在腔内压力设定值上下波动，最终达到智能控制腔内压力的目的。

平台可根据腔内压力控制的目的，自行设定腔内压力警戒值，术中一旦因灌注流量过大或者出水通道变小（结石粉末、血块堵塞通道）导致实时腔内压力超过腔内压力警戒值，平台进入暂停状态自动停止灌注和吸引，以免因腔内压力过高而对灌注器官造成损伤，保障了手术的安全性。当实时腔内压力恢复到腔内压力警戒值以下，按动"启动/暂停"轻触按钮才可以重启灌注吸引自动模式。通过精确智能的压力反馈控制技术，可检测一定镜鞘空间下所能承载的最大安全灌注流量，在该灌注流量以下，实时腔内压力都能控制在安全范围内。

（二）生理灌注模式

在任一模式下，按动"模式切换"按钮系统可以进入生理灌注模式。该模式下仅有灌注泵工作，灌注流量值实时显示在液晶屏"实时灌注流量"处；系统负压泵不工作，也不会有报警信号的发声，但一次性液压传感器仍处于工作状态，一次性液压传感器可实时采集腔内测量点的液体压力并将压力值实时显示在液晶屏实时腔内压力处。该模式多用于术中开始或结束时的尿道、膀胱和输尿管的内镜检查。

二、泌尿腔内碎石灌注吸引智能控压清石系统组成

泌尿腔内碎石灌注吸引智能控压清石系统包含：①医用灌注吸引平台（发明专利号：2014100417611）；②一次性使用输尿管测压导引鞘及灌注吸引装置（实用新型专利号：ZL 2014 2 0055134.9）；③可测量压力的经皮肾吸引鞘及灌注吸引装置（实用新型专利号：ZL 2014 2 0055037.X）；④收集容器；⑤结石收集瓶；⑥吸引管；⑦液体灌注管道；⑧液压传感器。

系统组装连接后，液体经蠕动泵液体灌注管道经由内镜进入可测量压力的经皮肾吸引鞘或输尿管测压导引鞘进入人体器官；同时人体器官中的废液和碎石通过鞘被吸出，经由吸引管道到结石收集瓶（150ml），碎石沉积在结石收集瓶中，废液再次被连接到结石收集瓶另一条吸引管吸引到更大容量的收集容器（4 000ml）中（图1-7）。

1. **医用灌注吸引平台主机**　医用灌注吸引平台主机正面和背面见图1-8。
2. **一次性使用输尿管测压导引鞘/经皮肾吸引鞘**　一次性使用输尿管测压导引鞘内含有两个独立的通道——腔内压力测压通道和液体结石颗粒吸引通道，分别起到监测压力及吸出液体结石颗粒的功能（图1-9）。
3. **液压传感器**　为了清晰描述工作原理，图中液压传感器中已经注入了碘伏（图1-10）。
4. **收集容器和结石收集瓶**　收集容器（图1-11）用于收集手术过程中从腔体吸引出的废液，结石收集瓶（图1-12）用于收集手术过程中从腔体内吸引出来的结石碎石。

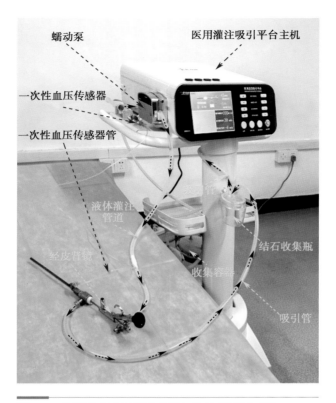

蠕动泵　　　　　　　　医用灌注吸引平台主机

一次性血压传感器

一次性血压传感器管

液体灌注管道

结石收集瓶

经皮督锐

收集容器

吸引管

图 1-7　泌尿腔内碎石灌注吸引智能控压清石系统

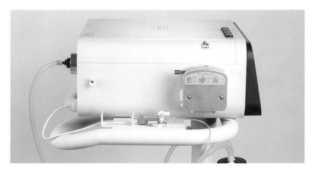

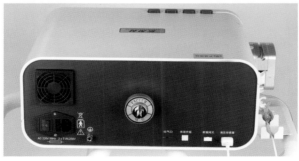

图 1-8　医用灌注吸引平台主机正面和背面

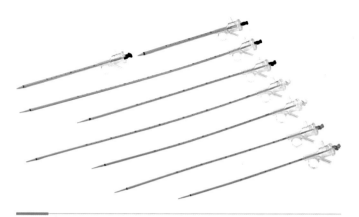

图 1-9　一次性使用无菌输尿管导引鞘

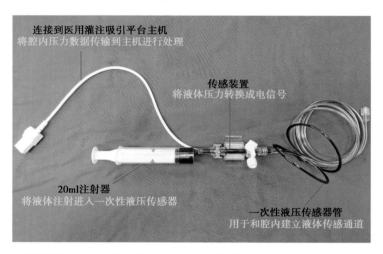

连接到医用灌注吸引平台主机
将腔内压力数据传输到主机进行处理

传感装置
将液体压力转换成电信号

20ml注射器
将液体注射进入一次性液压传感器

一次性液压传感器管
用于和腔内建立液体传感通道

图 1-10　液压传感器（已经注入碘伏）

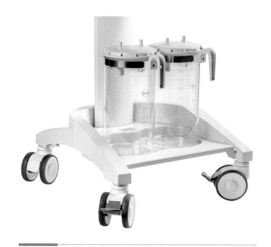

图 1-11　收集容器

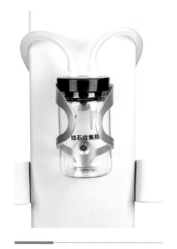

图 1-12　结石收集瓶

（邓小林）

第三节 泌尿腔内碎石灌注吸引智能控压清石系统工作原理和作用机制

一、泌尿腔内碎石灌注吸引智能控压清石系统工作原理

泌尿腔内碎石灌注吸引智能控压清石系统是一款将经验转化到仪器上的智能化控压设备。该系统是用于泌尿外科尿路结石的微创腔内碎石取石手术中的设备,手术过程中通过本系统的"医用灌注吸引平台",可以设定腔内碎石需要的灌注流量和腔内压力值,设定腔内压力控制的警戒值,应用系统内的一次性使用输尿管测压导引鞘及灌注吸引装置或可测量压力的经皮肾吸引鞘及灌注吸引装置(以下简称:测压鞘),测压鞘置入肾盂内,通过一次性液压传感器及吸引管与医用灌注吸引平台的测压接口和吸引接口连接,由医用灌注吸引平台内的压力监测和压力反馈控制程序智能控制吸力大小,使内镜在腔内大流量灌注下碎石取石时,腔内压力维持在设定的安全范围,术中视野清晰,可连续高效碎石并同步吸引取石。

泌尿腔内碎石灌注吸引智能控压清石系统内所有配置需组合应用,并与目前临床使用的内镜(经皮肾镜、输尿管软镜、输尿管硬镜)和碎石设备等配合使用,缺一不可,才能使智能控压的经皮肾镜吸引取石术、智能控压的经尿道输尿管软(硬)镜吸引取石术达到预期效果。系统的核心技术是"智能控制腔内压力",核心部件是"医用灌注吸引平台"和"测压吸引鞘"。应用该系统可保障患者安全,显著提高腔内取石效率,降低术中高值耗材和设备费用。

二、泌尿腔内碎石灌注吸引智能控压清石系统作用机制

手术中先向腔内置入"测压鞘"达碎石的预定位置,将"测压鞘"的测压、吸引接口分别用一次性液压传感器和吸引管与医用灌注吸引平台的对应接口连接,连接后在平台对腔内通向大气压的压力校正为 0mmHg,根据术式设定手术需要的灌注流量(50~500ml/min)和腔内压力控制值(-15~5mmHg)。医用灌注吸引平台的灌注管连接手术用的内镜(经皮肾镜、输尿管软镜、输尿管硬镜),启动智能模式按钮,系统内的压力监测和压力反馈控制程序立即智能调节吸力大小,使腔内压力控制在设定的安全范围,内镜在高灌注流量进入鞘达腔内进行碎石,从而达到保障患者安全,提高手术效率的目的。

(邓小林)

第二章
智能控压输尿管软镜钬激光碎石取石术

第一节　麻醉与配合

一、麻醉选择

智能控压输尿管软镜钬激光碎石取石术（RIRS）是使用具有压力反馈控制功能的医用灌注吸引平台和可测压力的输尿管软镜吸引鞘，联合二者实施可智能监测、控制肾盂内压力的输尿管软镜吸引取石术。手术一般采取健侧卧奔跑位，为了方便术中的呼吸管理及患者的舒适度，麻醉通常选择全身麻醉。

完善的术前检查和患者的身体状况评估是麻醉成功与否的关键，术前检查中肝肾功能、心功能的评估尤为重要。肾结石对全身状况的影响，例如结石造成的肾功能不全、引发的全身感染，促红细胞生成素分泌减少导致的贫血，肾性高血压等也需要引起麻醉医生的高度重视。

术中用药应选择不经肾脏代谢或对肾功能影响小的药物。麻醉用药中除了吸入麻醉药甲氧氟烷和恩氟烷外，其他麻醉药并不会直接导致肾功能不全，也不会影响肾脏的对应激反应的代偿作用。但麻醉药在某些病理状态如低血容量、休克、肾毒性物质以及一些引起肾血管收缩的因素等共同作用下会导致肾功能不全甚至肾衰竭。严重肾功能的损害可影响一些麻醉药物的降解、代谢及排泄，作用于中枢神经系统的静脉麻醉药物（大多是脂溶性药物）通常需经肝转化为水溶性药物后再经肾脏排出。肾衰竭患者非吸入性麻醉药的水溶性代谢产物可因排出困难而在体内聚集，即使代谢产物活性比其母体活性低很多，也会延长其临床作用时间。一些以原形经肾排出的药物（某些非去极化类肌松药、胆碱酯酶抑制剂、某些抗生素和地高辛等）在肾衰竭患者中的半衰期延长。

麻醉期间应常规行心电图、脉搏氧饱和度、血压、呼气末 $PaCO_2$ 的监测，术中维持生命体征平稳。感染性休克在碎石手术中有一定发生率，因此一旦出现心率增快、血压下降的情况应警惕是否出现感染性休克，及时发现感染性休克的存在并及时处理能够大幅度改善患者的预后。高碳酸血症可降低心肌收缩力、血管舒张力也可增加交感神经的活性，如果交感神经反应减低或心肌功能受损引起低血压症状，应与感染性休克进行鉴别。术中长时间的持续水灌注会导致患者出现水中毒甚至心力衰竭，灌注开始 1 小时左右给予 10mg 呋塞米注射液可以有效预防水中毒的发生，灌注时间长可间隔一段时间再次追加呋塞米注射液。有床旁超声条件者可术中监测肺部超声,肺部超声监测出有肺水肿 B 线的出现再给予呋塞米。

手术结束麻醉苏醒期间常规抽动脉血行血气分析,待 pH 值、$PaCO_2$、电解质等各项指标在正常水平方可送回病房。

二、麻醉配合

在泌尿外科手术中,智能控压输尿管软镜下钬激光碎石术的临床应用日益广泛。与经皮肾镜下碎石相比,智能控压输尿管软镜下碎石创伤相对更小。钬激光碎石手术利用钬激光将大结石碎成小结石甚至粉末状结石,再将小结石吸引出体外达到目的。肾脏是由肾被膜、肾血管、肾的邻近器官、腹内压以及腹膜等多种因素维持固定其正常位置,正常的肾脏可以随呼吸而上下稍微移动。而呼吸运动是影响智能控压下输尿管软镜手术的关键因素之一,肾因受呼吸运动的影响,碎石过程中容易出现钬激光损伤正常的肾脏或输尿管引起出血。出血也将造成手术野不清晰,增加手术难度和手术时间。

全身麻醉能更好地控制患者的呼吸运动,碎石过程中采用间歇通气呼吸暂停联合低水平呼气末正压通气(positive end expiratory pressure,PEEP)的方法配合手术医生操作,最大程度消除呼吸运动对输尿管软镜下钬激光碎石术的影响,为术者提供了更为稳定的视频手术视野,便于手术操作,缩短了手术时间,降低了手术并发症的发生率。间歇呼吸暂停通气是指在保证正常分钟通气量、机体氧供的情况下根据手术操作暂停和恢复呼吸。也就是准备碎石时停止呼吸,碎石结束吸取石头或退镜时恢复呼吸。联合低水平 PEEP 是指机控通气时维持低水平 PEEP($5cmH_2O$),呼吸暂停时给予持续气道正压($5cmH_2O$),暂停期间持续保持 0.5L/min 的氧流量,可以改善通气/血流比例、改善肺顺应性、提高氧合功能,预防患者呼吸暂停时肺泡塌陷、肺不张所致的术后低氧血症的发生。间歇呼吸暂停联合低水平 PEEP 需要麻醉医生在手术过程中严密监测患者的指脉氧饱和度和呼气末 $PaCO_2$ 的同时严密关注手术操作。

个体差异的存在使得每个人对缺氧的耐受不一样,一般应保证患者的指脉氧饱和度在90%以上。间歇呼吸暂停也会导致高碳酸血症,近年一些研究表明容许 $PaCO_2$ 适度升高造成一定程度的酸血症对机体不会造成明显影响,手术结束后正常通气 15 分钟后患者的 pH 值、$PaCO_2$ 均已恢复至正常水平,尽管 PaO_2 有所下降,但最低值仍在安全范围内。

因此,间歇通气呼吸暂停麻醉法联合低水平 PEEP 方法能最大程度上有效消除输尿管软镜钬激光碎石术中呼吸运动对手术操作的影响,特别是在软镜下肾盏乳头处结石碎石时显示出其独特的优势。具体操作方法如下:麻醉机置于患者头侧偏视屏显示器侧,麻醉医生位于患者头侧显示器对侧,方便控制麻醉机的同时观看到手术操作;手术过程中碎石时可停止呼吸联合低水平PEEP,碎石暂停时及时恢复呼吸同时可加快呼吸频率以维持机体所需氧合(图 2-1)。

使用该通气方法暂停呼吸时要注意麻

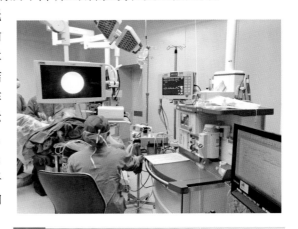

图 2-1　间歇通气呼吸暂停麻醉法联合低水平 PEEP

醉机的压力控制阀的压力调节,谨防暂停通气期间肺过度膨胀造成肺损伤。手术操作暂停呼吸时不应让患者的 $PaCO_2$ 持续在过高的状态,必要时暂停手术操作恢复呼吸,待血氧饱和度(SO_2)和 $PaCO_2$ 恢复正常再继续手术。有些患者肾脏和输尿管受呼吸运动小,碎石的过程以小潮气量快频率通气的方式也能很好地配合手术。

参考文献

［1］张云峰 . 间歇通气呼吸暂停麻醉法联合低水平 PEEP 机械通气对老年输尿管软镜手术患者的影响 [J]. 医学理论与实践 , 2018, 31 (3): 390-391.

［2］刘松华 , 李琼灿 , 程智刚 , 等 . 间歇通气呼吸暂停麻醉法联合低水平 PEEP 通气在老年输尿管软镜手术中的应用 [J]. 临床麻醉学杂志 , 2014, 30 (9): 880-882.

［3］郭应禄 , 董诚 , 周四维 , 等 . 输尿管外科学 [M]. 北京 : 北京大学医学出版社 , 2010: 41-48.

［4］刘文龙 . 不同麻醉方法下输尿管镜钬激光碎石术治疗输尿管中上段结石的比较 [D]. 青海大学 , 2016.

［5］欧元红 , 覃锐祥 , 沈霜 , 等 . 不同麻醉方式输尿管镜钬激光碎石术的疗效比较 [J]. 西部医学 , 2020, 32 (2): 225-228.

［6］谷晓虹 , 亓玲丽 , 梁红霞 . 喉罩全身麻醉用于输尿管镜下钬激光碎石取石术的临床观察 [J]. 中国药物与临床 , 2018, 18 (9): 1593-1594.

(黄晓梅 黄桂明)

第二节 手术体位与护理配合

【手术体位】

健侧卧奔跑位。

【体位用物】

脚架 1 个、搁手板 2 个、"U" 型脚板 1 个、骨盆固定器 2 个、约束带若干、棉垫若干。

【体位安置】

1. 协助麻醉师进行全身麻醉,麻醉成功后患者可在侧卧位基础上后仰 10°~20°。

2. 患侧手术床沿依次放置 2 个骨盆固定器顶住肩胛部和骶尾部固定(图 2-2),棉垫或中单保护与骨盆固定器接触的皮肤。

3. 健侧手术床沿依次放置搁手板 2 个和 "U" 型脚板 1 个。

4. 搁手板抬高放置患侧上肢,另一搁手

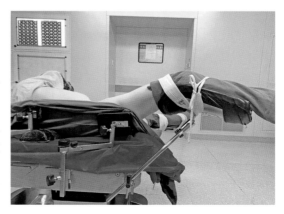

图 2-2 患者背侧固定使患者呈侧卧位

板放置健侧上肢,上肢外展不宜超过 90°,以免引起臂丛神经损伤。

　　5. "U" 型脚板打开与手术床呈 30°,健侧下肢小腿固定在 "U" 型脚板上并约束,卸下健侧手术床脚板(图 2-3)。

　　6. 在手术床沿固定好截石位脚架将患侧下肢放置于上,约束带固定,棉垫保护,卸下患侧手术床脚板(图 2-4)。

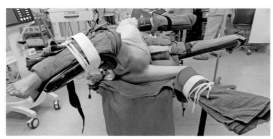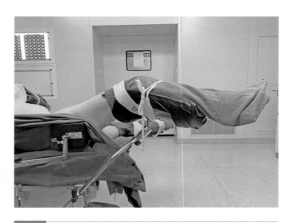

图 2-3　患者下肢摆放　　　　　　　　图 2-4　骶尾部和下肢固定

【一次性用物】

　　一次性冲洗管 1 个、腹腔镜保护套 2 个、脑科漏斗 1 个、16 号气囊导尿管 1 根、一次性手术裤 1 个、20ml 注射器 1 个、小纱块两包、围裙 1 个、液体石蜡 1 个、一次性引流袋 1 个、斑马导丝 1 根、一次性使用无菌导引鞘 1 套、4.6Fr 或 5Fr 双 J 管 1 根。

【软镜手术腔镜物品】

　　细长输尿管镜 1 把、蠕动管 1 根、吸引管 1 根、细光纤 1 根、软镜 1 把。

【手术配合】

　　1. **消毒铺巾**　递卵圆钳夹对折光边碘伏消毒皮肤、按会阴手术常规铺巾。

　　2. **体位的安置**　患者患侧上肢补液,建立好静脉通路,注意上肢外展不宜超过 90°,以免引起臂丛神经损伤。协助麻醉师进行全身麻醉,麻醉成功后患者可在侧卧位基础上后仰 10°~20°,与手术床夹角为 70°~80°,健侧下肢小腿放于 "U" 型脚板上并约束。患侧腿架于截石位脚架上,双下肢不妨碍输尿管镜的操作为宜(图 2-5)。

　　3. **设备的摆放**　显示屏放于患侧上方,智能控压平台放于术侧。钬激光机放于术者的右侧后方,钬激光脚踏开关置于术者右脚位置。合理的用物摆放利于术者更好地操作及观察图像,也便于护士观察患者病情及麻醉师用药(图 2-6)。

　　4. **智能控压平台的使用**

　　(1)取 3 000ml 生理盐水连接好一次性冲

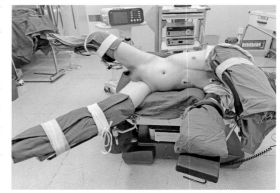

图 2-5　体位

洗管排气,末端保持无菌。

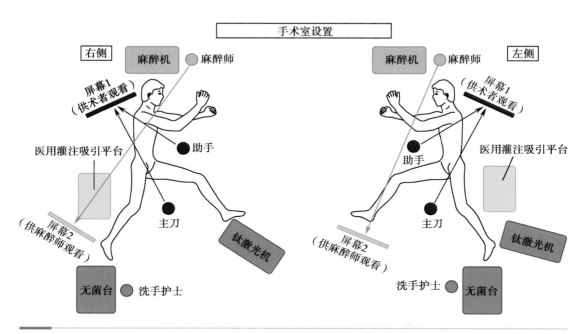

图 2-6　手术室设置

（2）20ml 注射器抽取 20ml 无菌生理盐水备用。

（3）平台开机—选择生理灌注模式—调节灌注量为 50ml/min（图 2-7）。

5. 连接设备

（1）连接细长输尿管镜,调节亮度清晰度。

（2）蠕动机的连接

1）蠕动机接好电源,打开后面总开关,按开机按钮开机。

2）3 000ml 生理盐水放置在第二层栏架上,蠕动机顶端严禁放置重物。

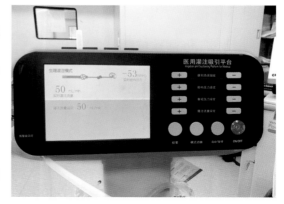

图 2-7　生理灌注模式

3）冲洗管接蠕动管,把蠕动管卡在转轮上。

4）液压传感器接在后面右边接口处（图 2-8）,放置 1 个抽满生理盐水的注射器,用于传感器注水。

5）吸引管连接结石收集瓶,吸引管防止弯折阻断负压（图 2-9）。

（3）注意光源连续使用时,不必每次都关闭电源,以免缩短灯泡寿命。

6. 置入安全导丝

（1）经尿道置入尿管至膀胱,排除膀胱残留尿液。

（2）置入输尿管镜经尿道到膀胱,找到输尿管开口,递斑马导丝。输尿管镜沿着导丝经输尿管直至肾盂出口。

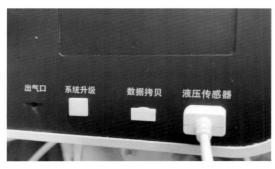

图 2-8　传感器连接

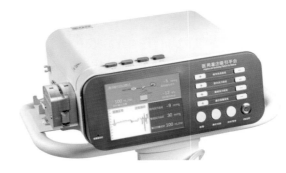

连接平台底座
下方收集容器

吸引管：另一端连接
导引鞘吸引接口

结石收集瓶

图 2-9　吸引管连接结石收集瓶

（3）退镜，保留斑马导丝。

7. 置入一次性使用无菌导引鞘

（1）开启一次性使用无菌导引鞘，用 20ml 注射器抽吸 20ml 碘伏测试一次性使用无菌导引鞘是否通畅，涂水润滑鞘身。

（2）一次性使用无菌导引鞘沿着斑马导丝至肾盂，保留导丝，退鞘芯。

（3）连接液压传感器一端，巡回护士用备好的 20ml 无菌盐水从传感器的另一端推水，排空一次性使用无菌导引鞘内空气。

（4）调节平台模式为灌注吸引自动模式，灌注量为 100ml/min，负压为 –9mmHg，警戒值为 30mmHg，按校零键（图 2-10）。

8. 碎石

（1）开启、连接软镜。

（2）平台按开始键灌注，录像，术中在软镜下寻找目标盏以及结石。

（3）开启钬激光，连接 200μm 钬激光光纤开指示灯监测，并调节功率，一般设定为 0.8J/30Hz 即可。

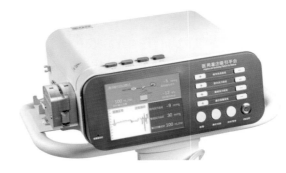

图 2-10　灌注吸引自动模式，参数设定

（4）术中严密观察手术进展，及时更换灌注的生理盐水和吸引瓶的废水。

9. 置入双 J 管　碎石结束，递斑马导丝，至肾盂出口，退软镜，双 J 管沿导丝至肾盂出口。

10. 术毕　正确撤除各种连接，患者恢复体位，腔镜器械当面交接。

（陈　萦　蔡云霞）

第三节　智能控压输尿管软镜钬激光碎石取石术

一、概述

近年来,随着新型输尿管镜及相关设备的发展,输尿管软镜技术在上尿路结石治疗方面的应用越来越广泛。术中灌注流量是决定视野清晰度、碎石效率、避免损伤的重要因素。术中灌注流量不足直接影响视野清晰度,碎石效率低;为满足手术效果加大流量灌注,则容易导致肾盂压力(renal pelvic pressure,RPP)过高。手术过程中RPP过高导致的肾功能损伤具有时间累积效应,持续的RPP过高在早期会出现全身炎症反应综合征、脓毒血症、肾盂及输尿管肿瘤扩散等并发症,远期则会引起肾功能不可逆的损害。另外,术中无高效的结石清除系统,主要是靠套石篮间断取石,耗时长,清石不彻底,容易形成输尿管"石街",甚至缩短输尿管软镜的寿命。这些问题一定程度上限制了输尿管软镜在上尿路结石中的临床应用。因此如何解决灌注流量与肾盂内压矛盾、提高术中清石效率成为研究的热点。

笔者所在医院自2008年开始进行"经皮肾镜吸引清石系统"设备研发,并应用于"微造瘘经皮肾镜吸引取石术"中进行临床研究,研究结果显示,应用该系统行"微造瘘经皮肾镜吸引取石术",术中在既能满足碎石需要的灌注流量,又通过持续吸引降低RPP,并直接通过鞘吸引取石提高清石效率。对微创腔内钬激光碎石所需灌注流量、吸引取石负压大小和腔内碎石所需要的压力控制状态,三者之间的调控积累了丰富的经验。在此基础上把临床积累的经验通过压力传感技术及压力反馈控制技术,研发了泌尿腔内碎石灌注吸引智能控压清石系统(图2-11,图2-12)取石辅助设备,系统中包含具有压力反馈控制的医用灌注吸引平台、一次性使用无菌输尿管导引鞘、液压传感器、灌注吸引连接管道、结石收集瓶和废液瓶。该系统应用在输尿管软镜取石术中,利用压力反馈控制技术,解决了输尿管软镜术中灌注流量不足与肾盂内高压的矛盾,提高了手术安全性,通过吸引取石显著提高清石效率、降低耗材费用,并延长输尿管软镜使用寿命、拓宽输尿管软镜的手术适应证。

二、手术准备及步骤

【系统组成】

1. **医用灌注吸引平台**　具有压力反馈控制的医用灌注吸引平台(图2-13),包括主控单元、灌注装置、吸引装置、压力监测和压力反馈控制装置。平台控制面板可以设定术中灌注流量、腔内压力控制值、腔内压力警戒值。平台参数采用数值化显示。手术过程中,平台主控单元通过压力反馈调节负压吸引,智能化控制腔内压力在设定范围,并实时显示腔内实际压力值,压力接近设定腔内压力警戒值时平台报警,腔内压力达到警戒值平台自动停机。平台共有3种模式,可在生理灌注模式、负压吸引模式和灌注吸引自动模式之间循环切换。

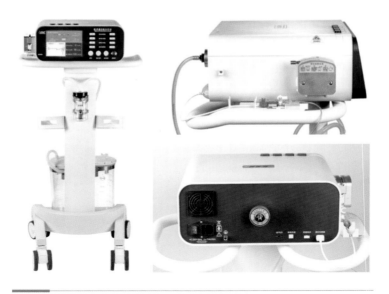

图 2-11 泌尿腔内碎石灌注吸引智能控压清石系统组成结构示意图一

一次性使用测压导引鞘

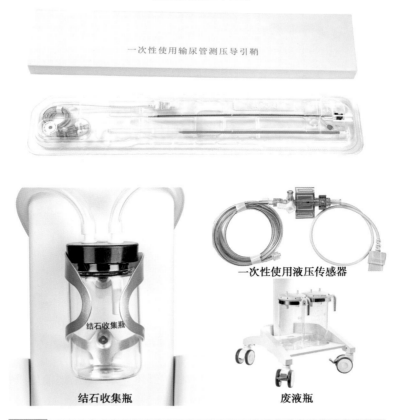

图 2-12 泌尿腔内碎石灌注吸引智能控压清石系统组成结构示意图二

2. 一次性使用无菌输尿管导引鞘 一次性使用无菌输尿管导引鞘(图 2-14),其内径 12F,外径 14F,长度为 25~45cm,选择透明医用材质制作,有利于内镜透过输尿管鞘直接观察黏膜情况,鞘壁集成压力传感通道,压力采集点位于鞘前端 5mm 的内外侧壁上,多点采集腔内压力,鞘后端侧面分别有液压传感器和吸引两个通道连接接口,其中鞘的主通道为软镜工作和负压吸引通道,可以自动吸出结石。

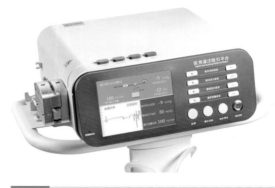

图 2-13 医用灌注吸引平台

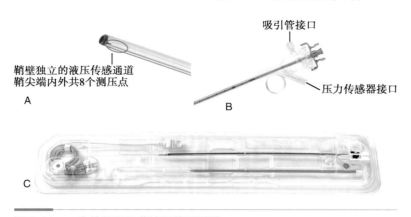

图 2-14 一次性使用无菌输尿管导引鞘
A. 导引鞘远端;B. 导引鞘近端;C. 导引鞘整体图。

3. 液压传感器(图 2-15) 主要用于一次性使用无菌输尿管导引鞘与医用灌注吸引平台的连接,达到平台对腔内压力的实时监测,并通过压力反馈控制原理调节负压吸引,维持腔内压力在设定的范围内。

【适应证】

1. 各段输尿管结石,尤其是长段输尿管结石或输尿管"石街"。

2. 2cm 以下肾结石。

3. 直径>2cm 肾结石,计划分期取石术。

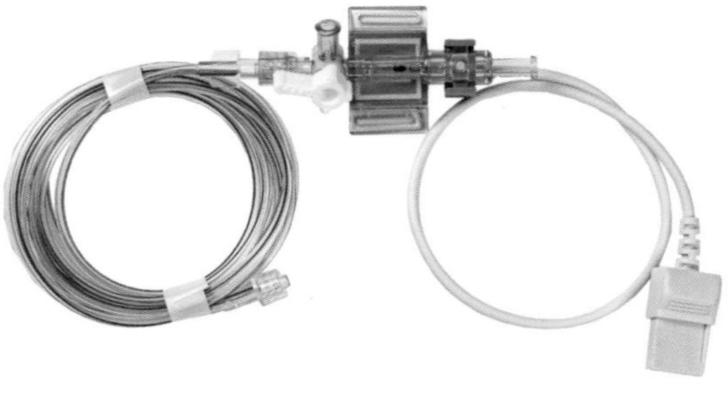

【禁忌证】

1. 泌尿系重症感染期。

2. 尿道、输尿管狭窄无法置鞘或者影响灌注液回流者。

图 2-15 液压传感器

3. 有盆腔放疗史或者盆腔手术史,输尿管固定,纤维化者,易出现输尿管损伤。

4. 有严重出血性疾病或不能耐受手术和麻醉者。

【术前准备】

按尿路结石的常规术前准备,术前需行中段尿培养和药敏试验,术前明确合并泌尿系感染者,需先抗生素治疗。

【器械设备】

1. **泌尿腔内碎石灌注吸引智能控压清石系统主机**(图 2-16)

2. **无菌器材**　一次性使用无菌输尿管导引鞘、液压传感器、吸引管、液体蠕动泵灌注管、斑马导丝、相应匹配的外周直径小于 8.5Fr 软镜。

【麻醉和体位】

1. **麻醉**　采用气管内插管全麻,碎石过程间歇性通气停止,便于精准快速碎石。

2. **体位**　采用健侧卧奔跑位(图 2-17),该体位具有将患侧肾盂出口处于肾盂肾盏的最低位(图 2-18),有利于肾盂肾盏、输尿管上段结石进行原位碎石,肾盂肾盏碎石后的颗粒,随液体流动及压力差自然崩落流向肾盂出口,进入吸引鞘自动清除。

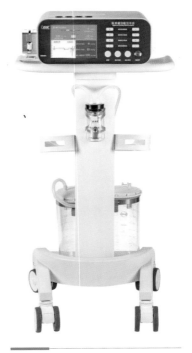

图 2-16　系统主机

【手术步骤】

1. **膀胱、输尿管镜检**　医用灌注吸引平台启动电源开关,进入生理灌注模式,设定灌注流量 50ml/min,经尿道直视下硬性输尿管镜进入膀胱,见膀胱内黏膜光滑,未见充血、小梁、憩室、占位、结石等病变。见左侧输尿管口开口正常,斑马导丝引导下,镜入左侧输尿管口,循腔渐进缓慢上行至左侧肾盂出口处,输尿管腔无明显狭窄和扭曲,肾盂内可见结石一角,结石周围少许絮状物,留置斑马导丝直视下退镜(图 2-19)。

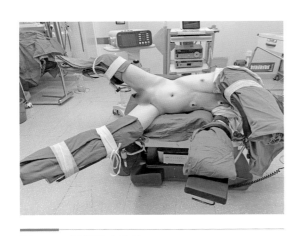

图 2-17　健侧卧奔跑位

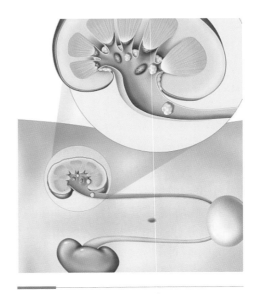

图 2-18　肾盂出口低位示意图

2. **鞘测压通道检测**　使用一次性无菌输尿管导引鞘前,用稀碘伏水加压推注检测鞘压力传感通道有无泄漏,注意鞘前段内外壁的压力采集口是否畅通(图 2-20)。

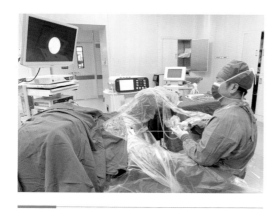

图 2-19　输尿管硬镜检查

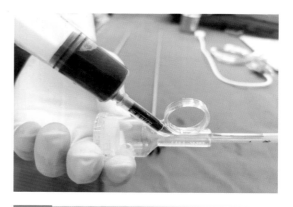

图 2-20　检查鞘测压通道

3. **置鞘**　沿斑马导丝置入一次性使用无菌输尿管导引鞘至输尿管上段或肾盂出口处，置鞘过程避免暴力。防止输尿管损伤。对输尿管轻度狭窄者，可用等型号的扩张器扩张后再置鞘（图 2-21）。

4. **压力传感连接**　一次性使用无菌输尿管导引鞘测压通道接口用液压传感器连接医用灌注吸引平台输入端插口（图 2-22）。

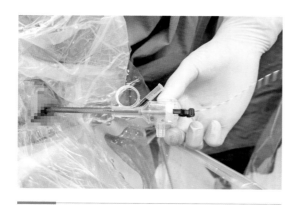

图 2-21　置鞘

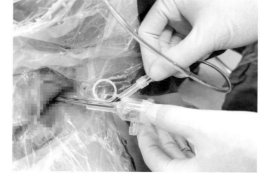

图 2-22　连接液压传感器

5. **吸引管道连接**　一次性使用无菌输尿管导引鞘吸引通道接口用吸引管连接医用灌注吸引平台的结石收集瓶（图 2-23）。

6. **蠕动灌注管连接**　蠕动管装入蠕动泵，软镜灌注通道接口连接医用灌注吸引平台的灌注管（图 2-24）。

7. **腔内压力校零**　在医用灌注吸引平台控制板面待机状态下，模式切换为灌注吸引自动模式（图 2-25）。用 20ml 注射器推注生理盐水，将传感器及一次性使用无菌输尿管导引鞘测压管道的空气排空，并见一次性使

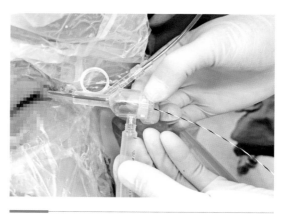

图 2-23　连接吸引管

用无菌输尿管导引鞘管尾端液体流出,显示器腔内压力值相对稳定后,按"校零"键对腔内压力进行校零(图 2-26),观察腔内压力波动范围小于 2mmHg 校零成功,此时肾内通向大气压的压力值校设为 0mmHg。

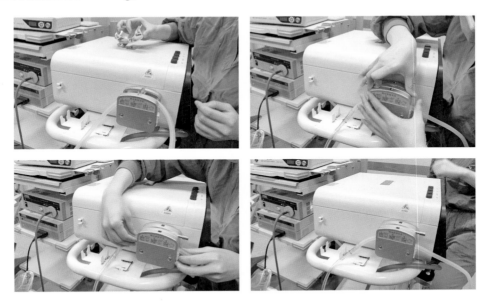

图 2-24　蠕动管装入蠕动泵

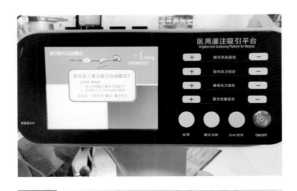

图 2-25　模式切换为灌注吸引自动模式

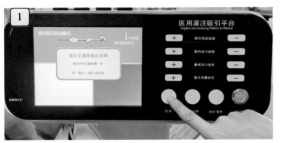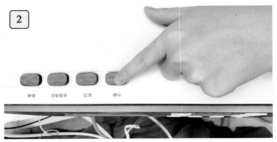

图 2-26　腔内压力校零

8. 平台参数设定 校零成功后,在平台控制板面设定术中所需灌注流量(50~100ml/min之间)、腔内压力设定(−15~−2mmHg)、腔内压力警戒值 15~30mmHg(术中发现尿液混浊或脓液时,设定腔内压力警戒值 15mmHg)。

9. 开始碎石取石 轻按"启动/暂停"开关,此时平台智能控压灌注吸引自动模式开始工作,输尿管软镜在连续灌注下(图 2-27),经一次性使用无菌输尿管导引鞘操作通道进入,进行智能控压的输尿管软镜吸引取石术(图 2-28),采用钬激光光纤经输尿管软镜通道置入进行连续粉末化碎石,碎石时镜体在鞘内间歇地前后或旋转移动约 2~3mm,以保持鞘吸引畅通,并利于能通过镜鞘间隙的结石颗粒随水流吸出,大于镜鞘间隙小于鞘内径的碎石颗粒通过退镜吸出(图 2-29)。

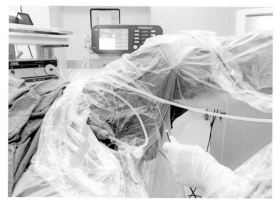

图 2-27 大流量灌注外景

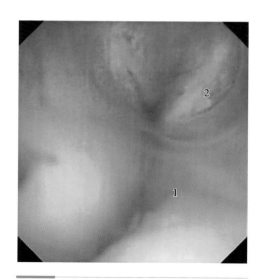

图 2-28 腔内大流量低负压,肾盂黏膜呈闭合状态
1. 透明的输尿管软镜鞘;2. 闭合的肾盂黏膜。

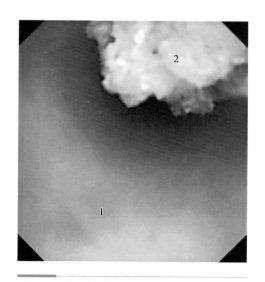

图 2-29 鞘吸引取石内景
1. 透明鞘;2. 鞘内被吸出的结石。

10. 术毕 碎石取石完毕,留置导丝,内镜监视下将透明鞘退至输尿管膀胱入口处,用与鞘等长顶管将 F4~F6 双 J 管置入位,内镜直视推顶至膀胱内,退出一次性使用无菌输尿管导引鞘,放置导尿管,手术结束。

11. 存读数据 平台 USB 口插入 U 盘,按平台顶部"记录键",把手术中设定参数和实时数据存入 U 盘,关闭平台电源,收集结石标本。术中数据在电脑 Excel 表读取。

【术后处理】

1. 术后急查血常规、抽术后 6 小时血查降钙素原,监测生命体征。

2. 术后根据病情停用或继续静脉应用抗生素 1~2 天。

3. 术后第 1 天行肾、输尿管及膀胱平片(kidney ureter bladder,KUB)检查,2~4 周拔出双 J 管前复查 KUB。

(陈 华　宋乐明)

参考文献

[1] 陈华,宋乐明,刘泰荣,等. 智能控压输尿管软镜治疗最大径 ≤ 2cm 肾结石的效果分析 [J]. 中华外科杂志, 2018, 56 (10): 772-775.

[2] DENG X, SONG L, XIE D, et al. Suctioning flexible ureteroscopy with automatic control of renal pelvic pressure: a porcine model [J]. Int J Clin Exp Med, 2016, 9 (3): 6563-6568.

[3] SONG L, DENG X, XIE D, et al. A novel technique of suctioning flexible ureteroscopy with automatic control of renal pelvic pressure: an initial experience of 37 cases [J]. Journal of Urology, 2016, 195 (4): e682-e682.

[4] ZHU X, SONG L, XIE D, et al. Animal Experimental Study to Test Application of Intelligent Pressure Control Device in Monitoring and Control of Renal Pelvic Pressure during Flexible Ureteroscopy [J]. Urology, 2016, 91: 242. e11-242. e15.

[5] ZHONG W, LETO G, WANG L, et al. Systemic inflammatory response syndrome after flexible ureteroscopic lithotripsy: a study of risk factors [J]. Journal of endourology/Endourological Society, 2015, 29 (1): 25-28.

[6] 朱贤鑫,宋乐明,杜传策,等. 智能控压输尿管软镜吸引取石术的疗效分析 [J]. 中华泌尿外科杂志, 2018, 39 (4): 256-260.

[7] YANG Z, SONG L, XIE D, et al. The New Generation Mini-PCNL System-Monitoring and Controlling of Renal Pelvic Pressure by Suctioning Device for Efficient and Safe PCNL in Managing Renal Staghorn Calculi [J]. Urologia internationalis, 2016, 97 (1): 61-66.

[8] YANG Z, SONG L, XIE D, et al. Comparative Study of Outcome in Treating Upper Ureteral Impacted Stones Using Minimally Invasive Percutaneous Nephrolithotomy With Aid of Patented System or Transurethral Ureteroscopy [J]. Urology, 2012, 80 (6): 1192-1197.

[9] SONG L, CHEN Z, LIU T, et al. The application of a patented system to minimally invasive percutaneous nephrolithotomy [J]. Journal of Endourology, 2011, 25 (8): 1281-1286.

第四节　术中操作注意要点和技巧

1. 对于输尿管存在明显狭窄或扭曲的患者,鞘前端未能放置到正常的肾盂出口或者输尿管结石下方位置,鞘上端软镜通过和活动存在困难,容易出现液体流通受阻,为手术禁忌证,建议留置双 J 管二期软镜手术或者改其他术式。

2. 术中采取健侧斜仰卧位,使肾盂出口处置于集合系统最低位,肾盂、肾盏结石碎石后,粉末和颗粒在高灌注、吸引,以及结石本身的重力作用下,结石颗粒容易坠积在肾盂出口或软镜周围,为避免造成软镜嵌顿和影响吸引,建议碎石和吸引取石交替进行,吸引取石的时间一般比碎石时间要更长,一般情况下一次连续碎石时间不要太长,如果碎石较多,及时退镜吸引取石,以免软镜在鞘前端输尿管内被结石卡住。如果结石较大,需要较长时间碎石,可以调低肾盂控制压力值和灌流量,这样碎石更不会往鞘内吸引,碎石时间可以延长。

结石位于角度比较大的肾盏时,可以通过轻拍患者肾区,因振动及结石重力使结石移位至镜体容易到达的地方。结石碎到最后,还剩下一些稍大的碎块时,保证灌注吸引通畅,可以用钬激光光纤对着这些碎块持续碎石,小碎石会吸走,碎块会越来越小。

3. 术中出现结石颗粒卡住镜鞘影响镜体活动,应避免强行退镜,轻轻向前推镜,松动结石,感觉无阻力后再退镜,可以避免软镜可弯部分的镜体损伤。如果软镜卡在鞘内,无法退镜,可以将软镜和鞘一起取出,在体外将结石取出,以免损伤软镜。

4. 在吸引清石过程中,灌流流量可以适当增加,清石效率会明显增加,如果结石在肾小盏内,离输尿管鞘较远时,清石过程中可以注意灌流水流和吸引水流的方向,先将碎石吸引至肾盂等更接近鞘的位置,再将其吸出。

对于结石负荷较大(长径大于 3cm)的患者,可以先预置双 J 管,这样置鞘的成功率更高,置鞘亦会容易些,减少输尿管损伤的机会。术中镜检或者置鞘时,如果出现输尿管严重损伤(2~3 级),建议立即停止手术,留置双 J 管,二期手术,对于尿外渗比较明显的病例,及时肾穿刺造瘘也是明智的选择。

5. 对于术前尿常规亚硝酸盐阳性和 / 或中段尿细菌培养阳性的患者,术前需要控制感染,待感染控制再手术,这样术后感染和脓毒血症的概率会大大降低,术前尿检白细胞明显升高的患者,术前也需要应用抗生素,有感染风险的患者,术中将腔内压力警戒值设定为15mmHg,并尽量缩短手术时间,术后建议复查血常规、降钙素原、C 反应蛋白等,注意患者发生脓毒血症的情况,及时处理。如果术中发现尿液混浊,或者是脓液,如果置鞘顺利并且结石较小,手术时间估计不长,可以考虑先将脓尿吸出,低流量灌注,一期将结石粉碎,术中术后注意生命体征和感染指标的变化,如果结石复杂,建议二期手术。

第五节　典型病例

病例一:患者,男,58 岁,因"反复左侧腰痛 1 年余"入院,诊断为"左肾结石伴有积水和感染",行智能控压输尿管软镜钬激光碎石取石术;手术时间 100 分钟,术后 2 天出院(图 2-30,视频 2-1)。

视频 2-1　智能控压输尿管软镜钬激光碎石取石术病例一

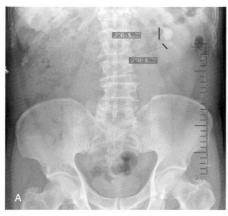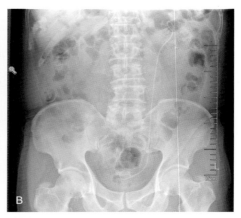

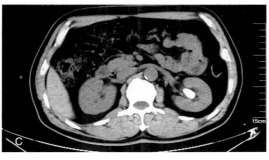

图 2-30 智能控压输尿管软镜钬激光碎石取石术典型病例一
A. 术前 KUB;B. 术后 KUB;C. 术前 CT。

病例二:患者中年女性,诊断为"右肾结石伴有积水和感染", 行右侧智能控压输尿管软镜钬激光碎石取石术;手术时间 60 分钟,术后 3 天出院(图 2-31,视频 2-2)。

视频2-2 智能 控压输尿管软镜 钬激光碎石取石 术病例二

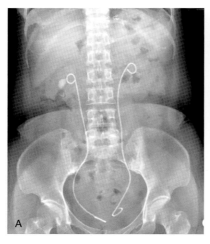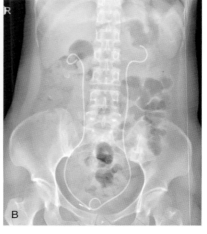

图 2-31 智能控压输尿管软镜钬激光碎石取石术典型病例二
A. 术前 KUB;B. 术后 KUB。

　　病例三：患者，男，53岁，左肾结石并感染，行左侧智能控压输尿管软镜钬激光碎石取石术；手术时间85分钟，术后3天出院。

　　左肾下盏感染性结石，术中见肾内为脓苔样结石，质软易黏钬激光，术中碎石与吸引取石同步进行，手术时间85分钟，术后复查：结石清净（图2-32，视频2-3）。

视频2-3　智能控压输尿管软镜钬激光碎石取石术病例三

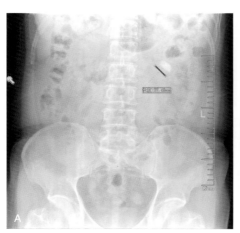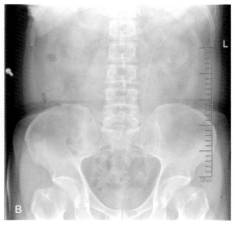

图2-32　智能控压输尿管软镜钬激光碎石取石术典型病例三
A. 术前 KUB；B. 术后 KUB。

　　病例四：患者中年女性，右肾结石并感染，行右侧智能控压输尿管软镜钬激光碎石取石术；手术时间15分钟，术后2天出院。

　　手术中见病变肾盏盏颈膜性封闭，以钬激光切开后见多发小结石，结石击碎后实时冲出，手术时间15分钟，术后复查：结石清净（图2-33，视频2-4）。

视频2-4　智能控压输尿管软镜钬激光碎石取石术病例四

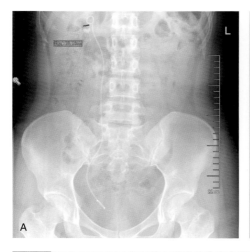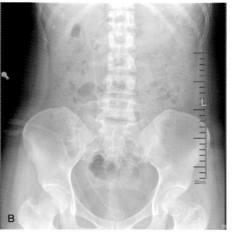

图2-33　智能控压输尿管软镜钬激光碎石取石术典型病例四
A. 术前 KUB；B. 术后 KUB。

病例五：患者中年女性，双肾结石伴有积水和感染，左肾结石长 2.3cm，右肾结石长 1.0cm，行双侧智能控压输尿管软镜钬激光碎石取石术；手术时间 80 分钟，术后 4 天出院。

术中见肾盂内为脓絮状尿，结石被脓苔包裹，智能控压下以软镜鞘将脓尿吸尽后碎石，术后复查见结石完全清除（图 2-34，视频 2-5）。

视频 2-5　智能控压输尿管软镜钬激光碎石取石术病例五

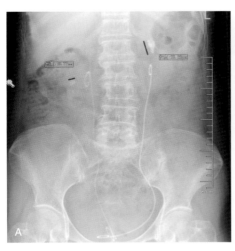
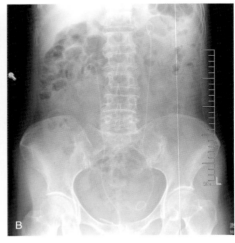

图 2-34　智能控压输尿管软镜钬激光碎石取石术典型病例五
A. 术前 KUB；B. 术后 KUB。

病例六：患者老年女性，左肾结石伴有积水和感染，肾结石长径 2.8cm，行左侧智能控压输尿管软镜钬激光碎石取石术；手术时间 90 分钟，术后复查见结石完全清除（图 2-35，视频 2-6），术后 2 天出院。

视频 2-6　智能控压输尿管软镜钬激光碎石取石术病例六

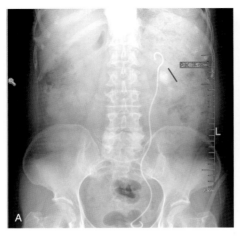
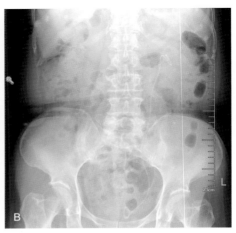

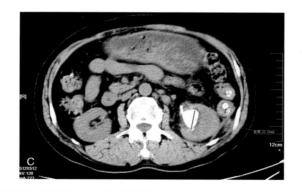

图 2-35 智能控压输尿管软镜钬激光碎石取石术典型病例六
A. 术前 KUB；B. 术后 KUB；C. 术前 CT。

　　病例七：患者老年男性，右肾结石伴有积水和感染，肾结石长径 3.9cm，行右侧智能控压输尿管软镜钬激光碎石取石术；手术时间 90 分钟，术后复查见结石完全清除（图 2-36，视频 2-7），术后 3 天出院。

视频2-7 智能控压输尿管软镜钬激光碎石取石术病例七

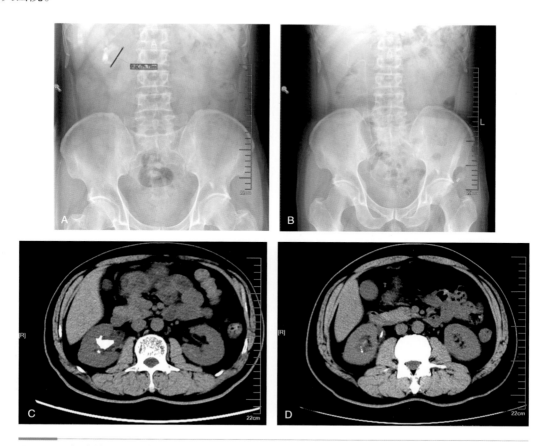

图 2-36 智能控压输尿管软镜钬激光碎石取石术典型病例七
A. 术前 KUB；B. 术后 KUB；C. 术前 CT；D. 术后 CT。

病例八：患者中年男性，双肾结石伴有积水和感染，右肾两枚结石长径分别为 2.4cm 和 1.3cm，左肾结石长径为 3.9cm，分两期智能控压输尿管软镜钬激光碎石取石术；两期手术后复查见双侧结石完全清除（图 2-37，视频 2-8）。

视频2-8　智能控压输尿管软镜钬激光碎石取石术病例八

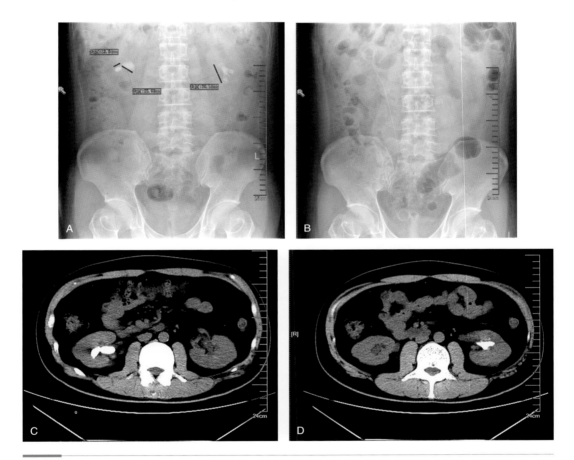

图 2-37　智能控压输尿管软镜钬激光碎石取石术典型病例八
A. 术前 KUB；B. 术后 KUB；C. 术前右肾结石 CT；D. 术前左肾结石 CT。

【特殊病例】 病例九：患儿女性，10 岁，右肾结石伴有积水和感染，右肾结石长径为 1.5cm，全麻下行右侧智能控压输尿管软镜钬激光碎石取石术，术中采用 Fr10/12 输尿管测压导引鞘，置鞘顺利，术中灌注流量及压力控制满意，结石完全清除，退鞘时检查输尿管无明显损伤及缺血表现（图 2-38，视频 2-9）。

视频2-9　小儿智能控压输尿管软镜钬激光碎石取石术病例九

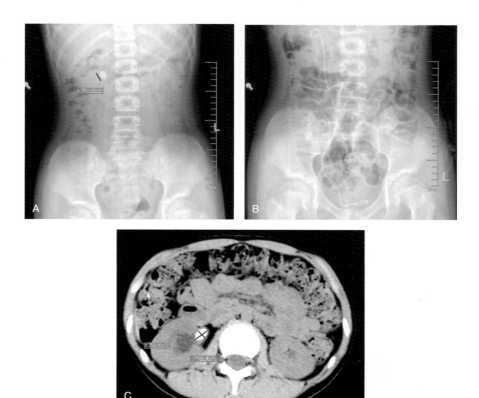

图 2-38 小儿智能控压输尿管软镜钬激光碎石取石术典型病例九
A. 术前 KUB；B. 术后 KUB；C. 术前 CT。

病例十：患者，男，59 岁，右肾结石并感染，行智能控压输尿管软镜钬激光碎石取石术；手术时间 32 分钟，术后 4 天出院。

右肾感染性结石，术前尿常规明显异常，术中见肾盂内为脓絮状尿，结石被脓苔包裹，智能控压下使用专利软镜鞘将脓尿吸尽后碎石，手术时间 32 分钟，术后复查：结石清净（图 2-39）。

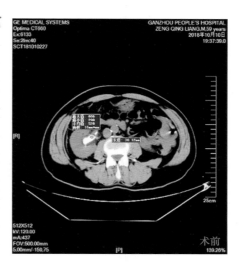

术前尿常规 术前

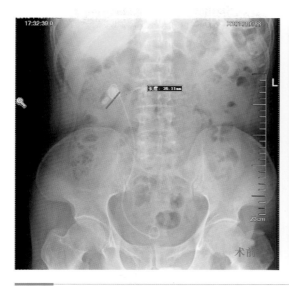
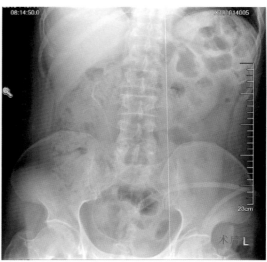

图 2-39 智能控压输尿管软镜钬激光碎石取石术典型病例十

病例十一:患者,女,49 岁,双肾结石,行双侧智能控压输尿管软镜钬激光碎石取石术;手术时间 50 分钟,术后 4 天出院。

双肾结石,右侧多发肾结石行 MPCNL 术后 1 个月仍有结石残留,结石质硬,同期行双侧智能控压下碎石取石术,手术时间 50 分钟,术后复查:结石清净(图 2-40)。

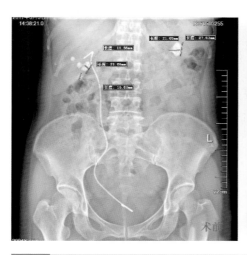
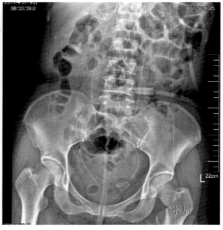

图 2-40 智能控压输尿管软镜钬激光碎石取石术典型病例十一

病例十二:患者女,48 岁,左肾铸型结石,行两期智能控压输尿管软镜钬激光碎石取石术治疗,术前、一期术后、二期术后腹部平片如下,两期手术后结石完全清除(图 2-41)。

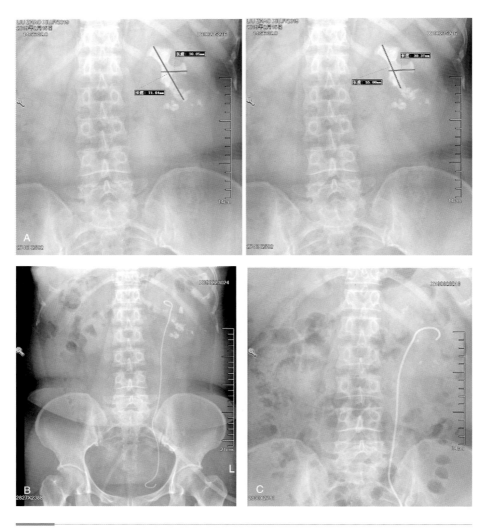

图 2-41 智能控压输尿管软镜钬激光碎石取石术典型病例十二
A. 术前 KUB；B. 一期软镜术后 KUB；C. 二期软镜术后 KUB。

病例十三：患者，男，53 岁，右肾多发性结石，行智能控压输尿管软镜钬激光碎石取石术；手术时间 45 分钟，术后 3 天出院。

右肾多发性结石，肾脏无明显积水，肾脏上中下盏均有结石，手术时间 45 分钟，术后复查，结石清净（图 2-42）。

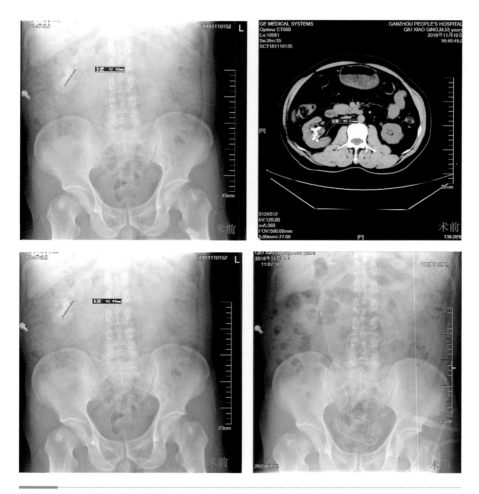

图 2-42 智能控压输尿管软镜钬激光碎石取石术典型病例十三

（陈 华 宋乐明）

第三章
智能控压输尿管硬镜钬激光碎石取石术

第一节 麻醉与配合

智能控压输尿管硬镜钬激光碎石取石术因其创伤小、恢复快、手术可重复性好等优点在临床上得到了广泛的应用,但随之而来的手术并发症的发生率也相对较高,而良好的麻醉方法可在一定程度上降低手术难度和减少并发症的发生。智能控压输尿管硬镜钬激光碎石取石术的手术原理与智能控压输尿管软镜钬激光碎石取石术的原理类似,是在传统输尿管镜技术的基础上辅以泌尿腔内碎石灌注吸引智能控压清石系统,实现在输尿管碎石的同时智能监控输尿管内压并吸引取石。输尿管硬镜手术与输尿管软镜手术相比受呼吸运动的影响更小,手术过程中呼吸的管理又有不同的地方。为减少智能控压输尿管硬镜钬激光碎石取石术治疗输尿管上段结石进镜困难和术中结石返回肾脏的情况发生,在进镜和输尿管上段结石碎石时可以采取间歇通气呼吸暂停联合低水平 PEEP 机械通气。进镜困难和碎石过程中结石进入肾脏这两方面因素与麻醉的选择有一定的关系。进镜困难:肾脏、输尿管上段有一定的活动度,容易随呼吸上下摆动,若结石过大或停留时间较长,可导致肾脏重度积水、输尿管扩张迂曲、成角,从而导致进镜失败。结石容易返回肾脏:结石以上输尿管肾盂积水严重,输尿管扩张,术中受冲洗水流及呼吸幅度的影响,结石容易返回肾脏。通过术中体位辅助和患者呼吸配合,可有效克服这两大难题,提高上段结石的碎石成功率。智能控压输尿管硬镜钬激光碎石取石术治疗输尿管下段结石时可以采用小潮气量、高频率通气。

参考文献

[1] 杨凤泉,曾国华,赵志健.不同麻醉方法下行经尿道输尿管软镜钬激光碎石术的研究 [J]. 齐齐哈尔医学院学报, 2015, 36 (32): 4857-4858.

[2] 彭汉新,龚楚链,陈潮金,等.不同麻醉方法下输尿管软镜钬激光碎石术治疗肾结石的比较 [J/CD]. 中华腔镜泌尿外科杂志 (电子版), 2018, 12 (1): 31-34.

（黄晓梅　黄桂明）

第二节　手术体位与护理配合

智能控压输尿管硬镜钬激光碎石取石术与智能控压输尿管软镜钬激光碎石取石术的手术体位和摆台类似,本章节内容和图片可以参照第二章第二节。

【手术体位】

健侧卧奔跑位。

【体位用物】

脚架 1 个、搁手板 2 个、"U" 型脚板 1 个、骨盆固定器 2 个、约束带若干、棉垫若干。

【体位安置】

1. 协助麻醉师进行全身麻醉,麻醉成功后患者可在侧卧位基础上后仰 10°~20°。

2. 患侧手术床沿依次放置 2 个骨盆固定器顶住肩胛部和骶尾部固定,棉垫或中单保护与骨盆固定器接触的皮肤。

3. 健侧手术床沿依次放置搁手板 2 个和 "U" 型脚板 1 个。

4. 搁手板抬高放置患侧上肢,另一搁手板放置健侧上肢,上肢外展不宜超过 90°,以免引起臂丛神经损伤。

5. "U" 型脚板打开与手术床呈 30°,健侧下肢小腿固定在 "U" 型脚板上并约束,卸下健侧手术床脚板。

6. 在手术床沿固定好截石位脚架将患侧下肢放置于上,约束带固定,棉垫保护,卸下健侧手术床脚板。

【一次性用物】

一次性冲洗管 1 个、腹腔镜保护套 2 个、脑科漏斗 1 个、16 号气囊导尿管 1 根、一次性手术裤 1 个、20ml 注射器 1 个、小纱块两包、围裙 1 个、液体石蜡 1 个、一次性引流袋 1 个、斑马导丝 1 根、一次性使用无菌导引鞘 1 套、4.6 或 5Fr 双 J 管 1 根。

【手术腔镜物品】细长输尿管镜(6/7.5Fr) 1 把、蠕动管 1 根、吸引管 1 根、细光纤 1 根。

【手术配合】

1. **消毒铺巾**　递卵圆钳夹对折光边碘伏消毒皮肤、按会阴手术常规铺巾。

2. **体位的安置**　患者患侧上肢补液,建立好静脉通路,注意上肢外展不宜大于 90°,以免引起臂丛神经损伤。协助麻醉师进行全身麻醉,麻醉成功后患者可在侧卧位基础上后仰 10°~20°,与手术床夹角为 70°~80°,健侧下肢小腿放于 "U" 型脚板上并约束。患侧腿架于截石位脚架上,双下肢不妨碍输尿管镜的操作为宜。

3. **设备的摆放**　显示屏放于患侧上方,智能控压平台放于术侧。钬激光机放于术者的右侧后方,钬激光脚踏开关置于术者右脚位置。合理的用物摆放利于术者更好地操作及观察图像,也便于护士观察患者病情及麻醉师用药。

4. 智能控压平台的使用

（1）取 3 000ml 生理盐水连接好一次性冲洗管排气，末端保持无菌。

（2）20ml 注射器抽取 20ml 无菌生理盐水备用。

（3）平台开机—选择生理灌注模式—调节灌注量为 50ml/min。

5. 连接设备

（1）连接细长输尿管镜，调节亮度清晰度。

（2）蠕动机的连接

1）蠕动机接好电源，打开后面总开关，按开机按钮开机。

2）3 000ml 生理盐水放置在第二层栏架上，蠕动机顶端严禁放置重物。

3）冲洗管接蠕动管，把蠕动管卡在转轮上。

4）液压传感器接在后面右边接口处，放置 1 个抽满生理盐水的注射器，用于传感器注水。

5）吸引管连接结石收集瓶，吸引管防止弯折阻断负压。

（3）注意光源连续使用时，不必每次关闭电源，以免缩短灯泡寿命。

6. 置入安全导丝

（1）经尿道置入尿管至膀胱，排除膀胱残留尿液。

（2）置入输尿管镜经尿道到膀胱，找到输尿管开口，递斑马导丝。输尿管镜沿着导丝经输尿管直至肾盂出口。

（3）退镜，保留斑马导丝。

7. 置入一次性使用无菌导引鞘

（1）开启一次性使用无菌导引鞘，用 20ml 注射器抽吸 20ml 碘伏测试一次性使用无菌导引鞘是否通畅，涂水润滑鞘身。

（2）一次性导引鞘沿着斑马导丝至肾盂，保留导丝，退鞘芯。

（3）连接液压传感器一端，巡回护士用备好的 20ml 无菌盐水从传感器的另一端推水，排空一次性使用无菌导引鞘内空气。

（4）调节平台模式为灌注吸引自动模式，灌注量为 100ml/min，负压为 –9mmHg，警戒值为 30mmHg 按校零键。

8. 碎石

（1）平台按开始键灌注，录像，术中在硬镜下寻找目标盏以及结石。

（2）开启钬激光，连接 200μm 钬激光光纤开指示灯监测，并调节功率，一般设定为 0.8J/30Hz 即可。术中严密观察手术进展，及时更换灌注的生理盐水和吸引瓶的废水。

9. 置入双 J 管　碎石结束，递斑马导丝，至肾盂出口，退软镜，双 J 管沿导丝至肾盂出口。

10. 术毕　正确撤除各种连接，患者恢复体位，腔镜器械当面交接。

（陈　萦　蔡云霞）

第三节　智能控压输尿管硬镜钬激光碎石取石术

一、概述

目前输尿管结石的主要治疗手段包括：等待观察治疗、药物排石、体外冲击波碎石（ESWL）、经尿道输尿管镜碎石术（URL）、顺行经皮肾镜碎石术（PCNL）、腹腔镜下输尿管切开取石术以及开放手术等。直径超过1cm的输尿管结石由于自然排石的成功率较低而需要采取医疗手段的干预，目前治疗输尿管结石最普遍的方法为URL。传统的URL由于灌注流量低、液体循环不畅而致碎石效率低下，直径超过2cm的结石常常伴随着较长的手术时间，尿源性脓毒症及输尿管损伤等并发症发生的风险成倍增加。并且由于取石困难，较大的结石粉碎后排石不畅容易形成"石街"。另外，输尿管上段结石常常在碎石中上移至肾脏也是传统URL中不容忽视的重要问题。以上都是目前URL所面临的主要短板，如何提升输尿管镜碎石效率、保障手术安全是现阶段的重要改进方向。

智能控压输尿管硬镜钬激光碎石取石术的手术原理与智能控压输尿管软镜钬激光碎石取石术的原理类似，是在传统输尿管镜技术的基础上辅以泌尿腔内碎石灌注吸引智能控压清石系统，实现在输尿管碎石的同时智能监控输尿管内压并吸引取石。泌尿腔内碎石灌注吸引智能控压清石系统相关资料在上一章节已详细阐明，本章节不再赘述，结合该系统可使输尿管镜碎石术提高碎石效率、缩短手术时间、减少术后残石可能，降低激光热损伤、减少感染性并发症的发生等。

二、手术准备及步骤

【系统组成】

1. **输尿管硬镜**　输尿管镜尽量选用F6~F8大小，在保证足够大的进水通道的同时能够留出满足手术需要的出水吸引通道。

2. **医用灌注吸引平台**　具有压力反馈控制的医用灌注吸引平台（图3-1），平台结构详见第二章。手术过程中，平台主控单元通过压力反馈调节负压吸引，智能化控制腔内压力在设定范围，并实时显示腔内实际压力值，压力接近设定腔内压力警戒值时平台报警，腔内压力达到警戒值平台自动停机。平台共有3种模式，可在生理灌注模式、负压吸引模式和灌注吸引自动模式之间循环切换。

3. **一次性使用无菌输尿管导引鞘**　一次性使用无菌输尿管导引鞘（图3-2），其内/外径有：12/14F、11/13F，长度选择35cm，选择透明医用材质制作，有利于内镜透过输尿管鞘直接观察鞘外黏膜情况，鞘壁集成压力传感通道，压力采集点位于鞘前端5mm的内外侧壁上，进行防阻塞多点采集腔内压力，鞘后端侧面分别有液压传感器和吸引两个通道连接接口，其中鞘的主通道为输尿管镜工作通道和负压吸引通道，鞘输尿管镜入口设计有软性密封帽垫，入镜后形成相对密封真空负压,利于自动吸引取石。

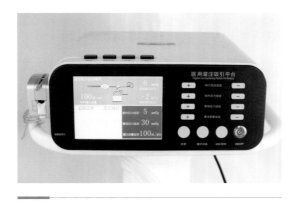

图 3-1 医用灌注吸引平台

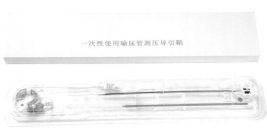

图 3-2 一次性使用无菌输尿管导引鞘

4. **液压传感器** 主要用于一次性使用无菌输尿管导引鞘与医用灌注吸引平台的连接,达到平台对腔内压力的实时监测,并通过压力反馈控制原理调节负压吸引,维持腔内压力在设定的范围内。

5. **其他附属设备** 吸引管、液体蠕动灌注管、导丝、输尿管支架管、钬激光等。

【适应证】

1. 各段输尿管结石,尤其是长段输尿管结石或输尿管"石街"。

2. 肾盂口或肾中上盏结石。

【禁忌证】

1. 不能控制的全身出血性疾病。

2. 严重的心肺功能不全,无法耐受手术。

3. 未控制的泌尿道感染。

4. 严重的尿道狭窄或输尿管狭窄,腔内手术无法解决。

5. 严重髋关节畸形,体位困难。

6. 对材料过敏者慎用。

【术前准备】

按尿路结石的常规术前准备,术前需行中段尿培养和药敏试验,术前明确合并泌尿系感染者,需先抗生素治疗。

【麻醉和体位】

1. **麻醉** 采用气管内插管全麻,碎石过程间歇性通气停止,便于精准持续快速碎石。

2. **体位** 输尿管下段结石采用截石位,输尿管中上段及肾盂口结石采用健侧卧奔跑位(图 3-3),该体位具有将患侧肾盂出口处于肾盂肾盏的最低位,有利于肾盂肾盏、输尿管上段结石进行原位碎石,击碎后的结石碎片

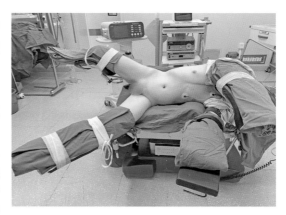

图 3-3 健侧卧奔跑位示意图

不容易落入肾下盏,肾盂肾盏碎石后的颗粒,随液体压力差自然崩落流向肾盂出口,进入吸引鞘自动清除。

【**手术步骤**】

1. **输尿管镜检**　平台设定为生理灌注模式,使用输尿管硬镜经尿道进入,检查尿道、输尿管全程及肾盂,排除无严重狭窄、扭曲、占位性病变等,输尿管镜上行至结石部位,斑马导丝越过结石留置至肾盏内,缓慢退镜(图 3-4)。

2. **鞘测压通道检测**　使用一次性无菌输尿管导引鞘前,用稀碘伏水加压推注检测鞘压力传感通道有无泄漏,注意鞘前段内外壁的压力采集口是否畅通(图 3-5)。

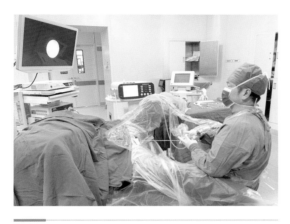

图 3-4　输尿管硬镜检查

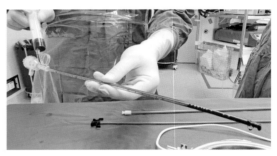

图 3-5　推注稀碘伏水检查鞘测压通道

3. **置鞘**　以导尿管排空膀胱,沿斑马导丝置入一次性使用无菌输尿管导引鞘,根据输尿管镜检时上行距离以及置鞘时反馈触感决定置鞘深度,置鞘过程避免暴力,防止造成输尿管损伤。对输尿管轻度狭窄者,可用等型号的扩张器扩张后再顺斑马导丝置鞘(图 3-6)。

4. **液压传感连接**　一次性使用无菌输尿管导引鞘测压通道接口用液压传感器连接医用灌注吸引平台输入端插口(图 3-7)。

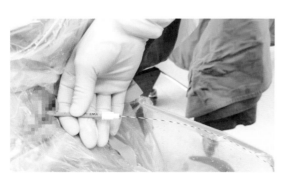

图 3-6　以等型号的扩张器扩张输尿管

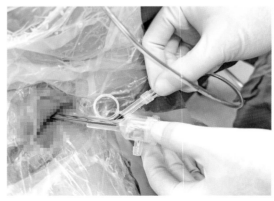

图 3-7　连接液压传感器

5. **吸引管道连接**　一次性使用无菌输尿管导引鞘吸引通道接口用吸引管连接医用灌注吸引平台的结石收集瓶(图3-8)。

6. **蠕动灌注管连接**　蠕动管装入蠕动泵,硬镜灌注通道接口连接医用灌注平台的灌注管(图3-9)。

7. **腔内压力校零**　在医用灌注吸引平台控制板面待机状态下,模式切换为灌注吸引自动模式(图3-10)。用20ml注射器推注生理盐水,将传感器及一次性使用无菌输尿管导引鞘测压管道的空气排空,并见一次性使用无菌输尿管导引鞘管尾端液体流出,显示器腔内压力值相对稳定后,按"校零"键对腔内压力进行校零(图3-11),观察腔内压力波动

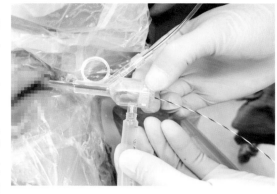

图3-8　连接吸引管

范围小于2mmHg校零成功,此时肾内通向大气压的压力值校设为0mmHg。

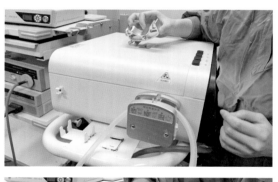
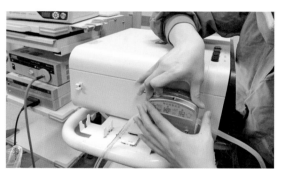
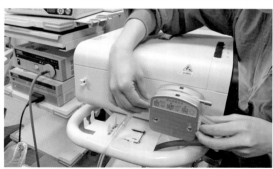
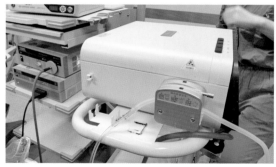

图3-9　蠕动灌注管连接

8. **平台参数设定**　校零成功后,在平台控制板面设定术中所需灌注流量(50~100ml/min之间)、腔内压力设定(−15~−2mmHg)、腔内压力警戒值15~30mmHg(术中发现尿液混浊或脓液时,设定腔内压力警戒值15mmHg)。

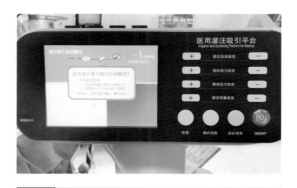

图 3-10　模式切换为灌注吸引自动模式

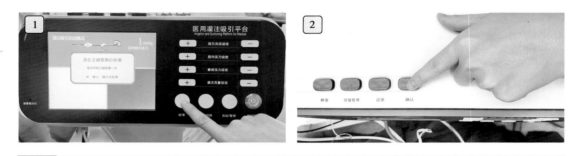

图 3-11　腔内压力校零

9. **开始碎石取石**　轻按"启动/暂停"开关,此时平台智能控压灌注吸引自动模式开始工作,为使腔内压力调节在设定的负值,吸引泵智能吸引,输尿管硬镜在连续高流量灌注下,经一次性使用无菌输尿管导引鞘操作通道进入,进行智能控压的输尿管硬镜吸引取石术(图 3-12),采用钬激光光纤经输尿管硬镜通道置入进行连续粉末化碎石,碎石时镜体在鞘内间歇地前后或旋转移动约 2~3mm,以保持鞘吸引畅通,并利于能通过镜鞘间隙的结石颗粒随水流吸出。高流量灌注下连续碎石始终能保持视野清晰,腔内压力维持在设定的低负压状态(图 3-13),大于镜鞘间隙小于鞘内直径的碎石颗粒通过退镜吸出(图 3-14)。

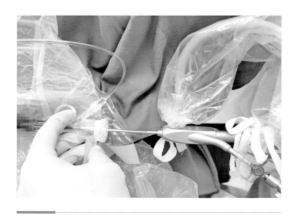

图 3-12　输尿管硬镜碎石外景

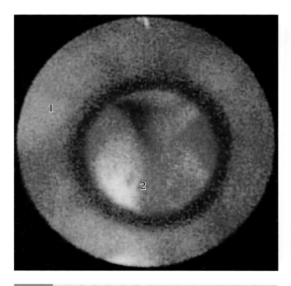

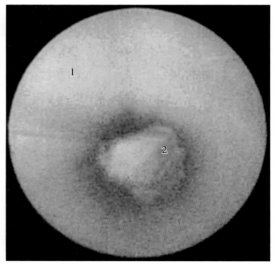

图 3-13　腔内大流量低负压,肾盂黏膜呈闭合状态
1. 透明的输尿管鞘;2. 闭合的肾盂黏膜。

图 3-14　鞘吸引取石内景
1. 透明鞘;2. 鞘内被吸出的结石。

　　10. **术毕**　碎石取石完毕,经鞘内留置斑马导丝,内镜监视下将透明鞘退至输尿管膀胱入口处,用与鞘等长推管将 F4~F6 双 J 管置入位,内镜直视下推顶双 J 置下端至膀胱内,退出一次性使用无菌输尿管导引鞘。女性患者可先退鞘,再顺导丝推入双 J 管。放置导尿管,手术结束,收集结石标本。

　　11. **存读数据**　平台 USB 口插入 U 盘,按平台顶部"记录键",把手术中设定参数和实时数据存入 U 盘,关闭平台电源,术中数据在电脑 Excel 表读取。

　　【术后处理】

　　1. 术后急查血常规、降钙素原(procalcitonin,PCT)、C 反应蛋白(C-reactive protein,CRP),监测生命体征。

　　2. 术后根据病情停用或继续静脉应用抗生素 1~2 天。

　　3. 术后第 1 天行 KUB 检查,2~4 周复查 KUB 后拔出双 J 管。

(黄　鑫　朱伦锋)

第四节　术中操作注意要点和技巧

　　智能控压输尿管硬镜钬激光碎石取石术的手术原理与智能控压输尿管软镜钬激光碎石取石术的原理类似,是在传统输尿管镜技术的基础上辅以泌尿腔内碎石灌注吸引智能控压清石系统,实现在输尿管碎石的同时智能监控输尿管内压并吸引取石,结合该系统可使输尿管镜碎石术提高碎石效率、缩短手术时间、减少术后残石可能,降低激光热损伤、减少感染性并发症的发生等,该式式在操作过程中的一些注意要点和技巧笔者总结如下。

1. 在置入输尿管鞘前需行输尿管镜检,以判断输尿管条件是否允许置鞘,了解输尿管走行以保证在置鞘过程中减少输尿管损伤可能。

2. 输尿管镜检查时如发现输尿管存在狭窄可在留置导丝后先以一次性使用无菌输尿管导引鞘的内芯行输尿管扩张,扩张后再予置鞘。

3. 在置鞘前需排空膀胱,使输尿管壁内段松弛从而更易进鞘,同时减少鞘在膀胱内长度从而准确判断上行至输尿管内的长度。

4. 临床上常用的一次性使用输尿管导引鞘具有 2 种规格,各部位的输尿管结石以及女性肾结石均可以短鞘(35cm)进行手术。

5. 对于输尿管中段甚至下段结石,由于位置较低,术者经验不足时容易在置鞘过程中可能越过结石,当退出鞘芯进镜后,上行较长距离后未见结石可退镜、退鞘寻找结石是否嵌顿于鞘与输尿管壁之间。

6. 在推鞘上行过程中,需不断活动导丝以判断导引鞘在上行过程中未偏离导丝路径,若导丝活动不畅则说明导丝卡于鞘与输尿管壁之间,此时需及时退鞘,再次行输尿管镜检,排除输尿管损伤以及导丝异位后再次置鞘。

7. 对于输尿管下段结石可采取常规截石位,对于中上段及肾内结石推荐取健侧卧奔跑位,因该体位可使肾盂口处于最低水平,防止结石上移且能避免结石落入肾下盏,同时在粉碎后由于重力缘故可增加结石吸出的效率。

8. 对于输尿管扭曲明显者,在碎石过程中常发现镜体活动不顺畅,常伴随着灌注液回流不畅,此时需注意灌注流量与腔内压的调节,避免仪器反复报警及警惕肾盂内高压。

9. 在碎石过程中需警惕结石周围存在的大量息肉,因持续吸引可能引起息肉堵塞通道,导致肾内压升高,但同时高压无法准确传导至平台,如果存在这种情况,在退镜吸引结石时常常伴随着平台检测到一过性压力升高,提示肾内压无法准确传导,建议终止手术。

10. 对于术前行中段尿细菌培养 + 药敏试验阳性的患者,术前静脉滴注敏感抗生素48~72 小时,术中将腔内压力警戒值设定为 15mmHg,并尽量缩短手术时间。

第五节 典型病例

病例一:患者,中年女性,左输尿管下段长段结石,结石大小2.7cm×1.1cm,在全麻下行左侧智能控压输尿管硬镜钬激光碎石取石术,手术时长 40 分钟,术前 CT、KUB 及术后复查 KUB 如下,术后目标结石完全清除(图 3-15,视频 3-1)。

视频3-1 智能控压输尿管硬镜钬激光碎石取石术典型病例一

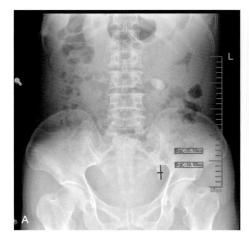
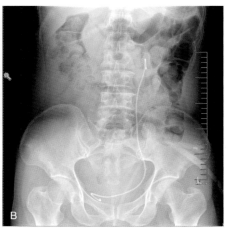
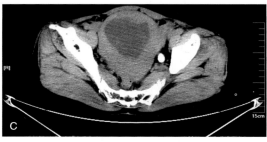

图 3-15 智能控压输尿管硬镜钬激光碎石取石术典型病例一
A. 术前 KUB;B. 术后 KUB;C. 术前 CT。

　　病例二:患者青年男性,右肾盂输尿管连接部结石,结石大小
2.5cm×1.3cm,在全麻下行左侧智能控压输尿管硬镜钬激光碎石
取石术,手术时长 35 分钟,术前 CT、KUB 及术后复查 KUB 如下,
术后目标结石完全清除(图 3-16,视频 3-2)。

视频 3-2 智能
控压输尿管硬镜
钬激光碎石取石
术典型病例二

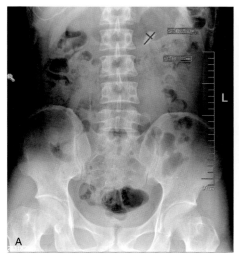
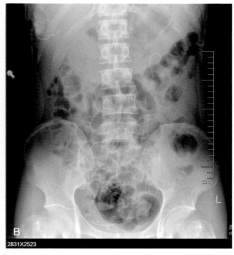

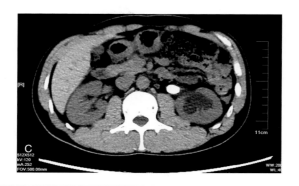

图 3-16　智能控压输尿管硬镜钬激光碎石取石术典型病例二
A. 术前 KUB；B. 术后 KUB；C. 术前 CT。

　　病例三：患者，女性，68 岁，左侧肾盂出口铸型结石，在全麻下行智能控压输尿管硬镜钬激光碎石取石术，手术时长 50 分钟，术前 KUB 及术后复查 KUB 如下（图 3-17，视频 3-3）。

视频 3-3　智能控压输尿管硬镜钬激光碎石取石术典型病例三

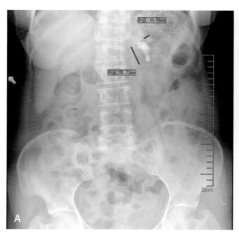
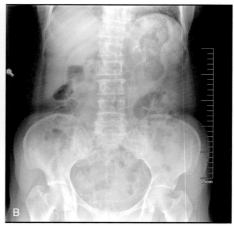

图 3-17　智能控压输尿管硬镜钬激光碎石取石术典型病例三
A. 术前 KUB；B. 术后 KUB。

　　病例四：患者，女性，71 岁，右肾盂出口结石，在全麻下行智能控压输尿管硬镜钬激光碎石取石术，术前 CT、KUB 及术后复查 KUB 如下（图 3-18）。

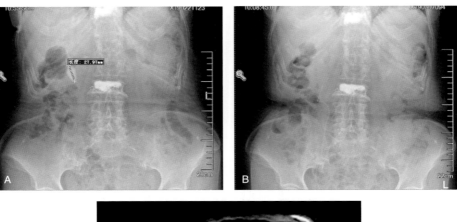

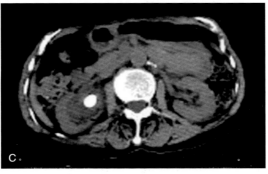

图 3-18　智能控压输尿管硬镜钬激光碎石取石术典型病例四

A. 术前 KUB；B. 术后 KUB；C. 术前 CT。

病例五：患者，女性，61 岁，右输尿管上段结石，在全麻下行智能控压输尿管硬镜钬激光碎石取石术，术前 CT、KUB 及术后复查 KUB 如下（图 3-19）。

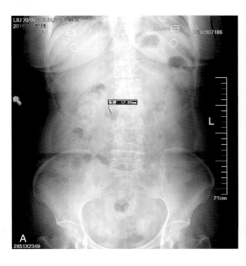

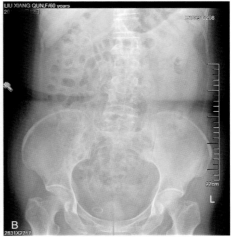

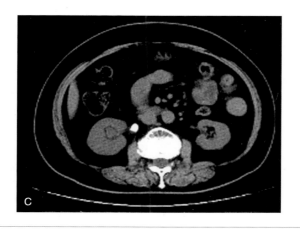

图 3-19　智能控压输尿管硬镜钬激光碎石取石术典型病例五
A. 术前 KUB；B. 术后 KUB；C. 术前 CT。

病例六：患者，女性，31 岁，右侧输尿管上段结石，在全麻下行智能控压输尿管硬镜钬激光碎石取石术，术前 CT、KUB 及术后复查 KUB 如下（图 3-20）。

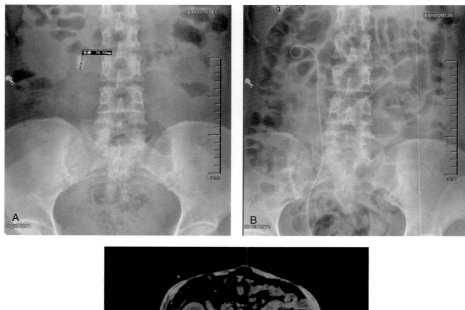

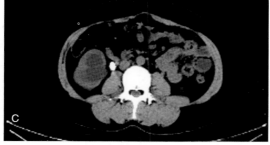

图 3-20　智能控压输尿管硬镜钬激光碎石取石术典型病例六
A. 术前 KUB；B. 术后 KUB；C. 术前 CT。

病例七：患者，女性，60岁，左侧肾盂出口结石，在全麻下行智能控压输尿管硬镜钬激光碎石取石术，术前CT、KUB及术后复查KUB如下（图3-21）。

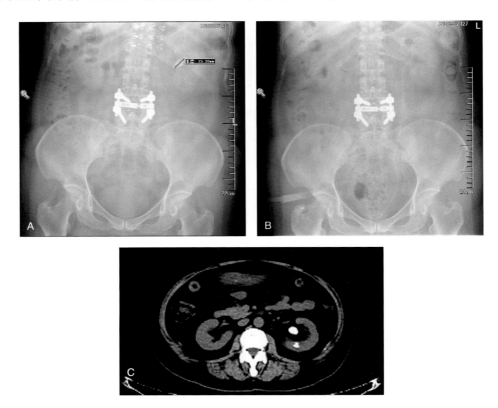

图3-21 智能控压输尿管硬镜钬激光碎石取石术典型病例七
A. 术前KUB；B. 术后KUB；C. 术前CT。

病例八：患者，男性，55岁，右输尿管上段结石，在全麻下行智能控压输尿管硬镜钬激光碎石取石术，术前CT、KUB及术后复查KUB如下（图3-22）。

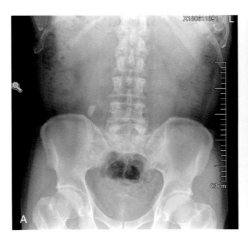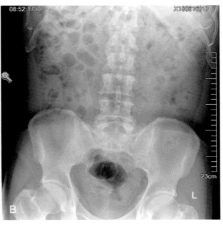

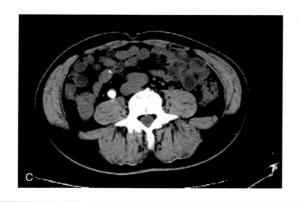

图 3-22 智能控压输尿管硬镜钬激光碎石取石术典型病例八
A. 术前 KUB;B. 术后 KUB;C. 术前 CT。

病例九:患者,男性,50 岁,左输尿管下段石街,在全麻下行智能控压输尿管硬镜钬激光碎石取石术,术前 CT、KUB 及术后复查 KUB 如下(图 3-23)。

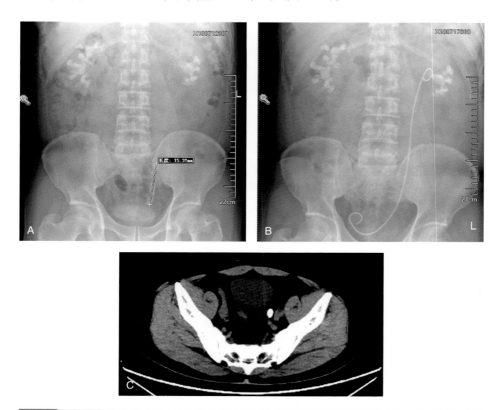

图 3-23 智能控压输尿管硬镜钬激光碎石取石术典型病例九
A. 术前 KUB;B. 术后 KUB;C. 术前 CT。

病例十:患者,男性,38 岁,左输尿管上段结石,在全麻下行智能控压输尿管硬镜钬激光碎石取石术,术前 CT、KUB 及术后复查 KUB 如下(图 3-24)。

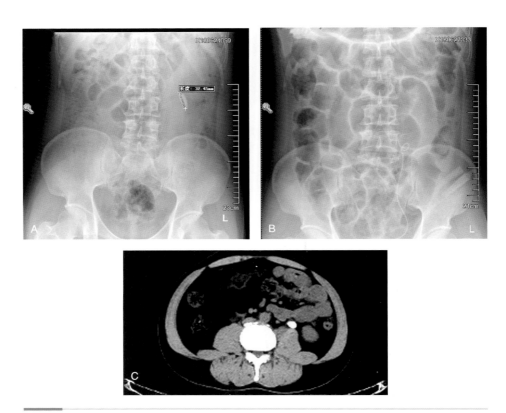

图 3-24 智能控压输尿管硬镜钬激光碎石取石术典型病例十
A. 术前 KUB；B. 术后 KUB；C. 术前 CT。

病例十一：患者，男性，40 岁，右侧肾盂出口结石，在全麻下行智能控压输尿管硬镜钬激光碎石取石术，术前 CT、KUB 及术后复查 KUB 如下（图 3-25）。

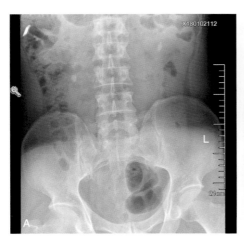
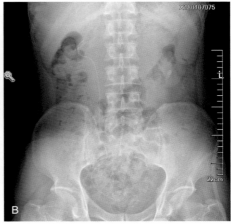

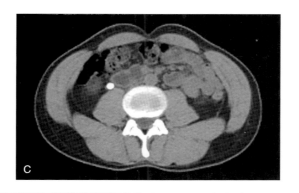

图 3-25　智能控压输尿管硬镜钬激光碎石取石术典型病例十一
A. 术前 KUB；B. 术后 KUB；C. 术前 CT。

　　病例十二：患者，男性，46 岁，1. 右侧输尿管上段结石；2. 肾功能不全。在全麻下行智能控压输尿管硬镜钬激光碎石取石术，术前 CT、KUB 及术后复查 KUB 如下（图 3-26）。

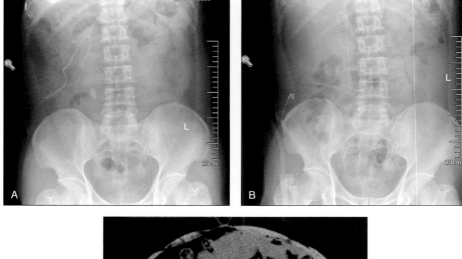

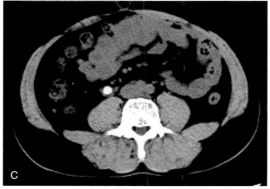

图 3-26　智能控压输尿管硬镜钬激光碎石取石术典型病例十二
A. 术前 KUB；B. 术后 KUB；C. 术前 CT。

（黄　鑫　彭作锋）

第四章

智能控压输尿管硬 - 软镜钬激光碎石取石术

第一节 麻醉与配合

一、麻醉选择

智能控压输尿管硬 - 软镜钬激光碎石取石术是使用具有压力反馈控制功能的医用灌注吸引平台和可测压力的输尿管软镜吸引鞘,联合二者实施可智能监测、控制肾盂内压力的输尿管软镜吸引取石术。手术一般采取健侧卧奔跑位,为了方便术中的呼吸管理及患者的舒适度,麻醉通常选择全身麻醉。

二、麻醉配合

智能控压输尿管硬 - 软镜钬激光碎石取石术是在肾盂内进行碎石,手术过程中控制患者的呼吸运动,碎石过程中采用间歇通气呼吸暂停联合低水平 PEEP 机械通气的方法配合手术医生操作,最大程度消除呼吸运动对输尿管软镜下钬激光碎石术的影响,为术者提供了更为稳定的视频手术视野,便于手术操作,缩短了手术时间,降低了手术并发症的发生率。

间歇通气呼吸暂停麻醉法联合低水平 PEEP 通气方法能最大程度上有效消除输尿管软 - 硬镜钬激光碎石术中呼吸运动对手术操作的影响,特别是在软镜下肾盏乳头处结石碎石时显示出其独特的优势。具体操作方法详见第二章第一节。

参考文献

［1］张云峰 . 间歇通气呼吸暂停麻醉法联合低水平 PEEP 机械通气对老年输尿管软镜手术患者的影响 [J].
    医学理论与实践 , 2018, 31 (3): 390-391.
［2］刘松华 , 李琼灿 , 程智刚 , 等 . 间歇通气呼吸暂停麻醉法联合低水平 PEEP 通气在老年输尿管软镜手
    术中的应用 [J]. 临床麻醉学杂志 , 2014, 30 (9): 880-882.
［3］郭应禄 , 董诚 , 周四维 , 等 . 输尿管外科学 [M]. 北京 : 北京大学医学出版社 , 2010: 41-48.
［4］欧元红 , 覃锐祥 , 沈霜 , 等 . 不同麻醉方式输尿管镜钬激光碎石术的疗效比较 [J]. 西部医学 , 2020,

32 (2): 225-228.

（黄晓梅　黄桂明）

第二节　手术体位与护理配合

【手术体位】

健侧卧奔跑位。具体内容可参照本书第二章第二节。

【体位用物】

脚架 1 个、搁手板 2 个、"U"型脚板 1 个、骨盆固定器 2 个、约束带若干、棉垫若干。

【体位安置】

1. 协助麻醉师进行全身麻醉,麻醉成功后患者可在侧卧位基础上后仰 10°~20°。

2. 患侧手术床沿依次放置 2 个骨盆固定器顶住肩胛部和骶尾部固定,棉垫或中单保护与骨盆固定器接触的皮肤。

3. 健侧手术床沿依次放置搁手板 2 个和"U"型脚板 1 个。

4. 搁手板抬高放置患侧上肢,另一搁手板放置健侧上肢,上肢外展不宜超过 90°,以免引起臂丛神经损伤。

5. "U"型脚板打开与手术床呈 30°,健侧下肢小腿固定在"U"型脚板上并约束,卸下健侧手术床脚板。

6. 在手术床沿固定好截石位脚架将患侧下肢放置于上,约束带固定,棉垫保护,卸下健侧手术床脚板。

【一次性用物】

一次性冲洗管 1 个、腹腔镜保护套 2 个、脑科漏斗 1 个、16 号气囊导尿管 1 根、一次性手术裤 1 个、20ml 注射器 1 个、小纱块两包、围裙 1 个、液体石蜡 1 个、一次性引流袋 1 个、斑马导丝 1 根、一次性使用无菌导引鞘一套、4.6Fr 或 5Fr 双 J 管 1 根。

【手术腔镜物品】

细长输尿管镜 (6/7.5Fr) 1 把、软镜 1 把、蠕动管 1 根、吸引管 1 根、细光纤 1 根。

【手术配合】

1. **消毒铺巾**　递卵圆钳夹对折光边碘伏消毒皮肤、按会阴手术常规铺巾。

2. **体位的安置**　患者患侧上肢补液,建立好静脉通路,注意上肢外展不宜超过 90°,以免引起臂丛神经损伤。协助麻醉师进行全身麻醉,麻醉成功后患者可在侧卧位后仰 10°~20°,与手术床夹角为 70°~80°,健侧下肢小腿放于"U"型脚板上约束。患侧腿架于截石位脚架上,双下肢不妨碍输尿管镜的操作为宜。

3. **设备的摆放**　显示屏放于患侧上方,智能控压平台放于术侧。钬激光机放于术者的右侧后方,钬激光脚踏开关置于术者右脚位置。合理的用物摆放利于术者更好地操作及观察图像,也便于护士观察患者病情及麻醉师用药。

4. 智能控压平台的使用

(1)取 3 000ml 生理盐水连接好一次性冲洗管排气,末端保持无菌。

(2)20ml 注射器抽取 20ml 无菌生理盐水备用。

(3)平台开机—选择生理灌注模式—调节灌注量为 50ml/min。

5. 连接设备

(1)连接细长输尿管镜,调节亮度清晰度。

(2)蠕动机的连接

1)蠕动机接好电源,打开后面总开关,按开机按钮开机。

2)3 000ml 生理盐水放置在第二层栏架上,蠕动机顶端严禁放置重物。

3)冲洗管接蠕动管,把蠕动管卡在转轮上。

4)液压传感器接在后面右边接口处,放置 1 个抽满生理盐水的注射器,用于传感器注水。

5)吸引管连接结石收集瓶,吸引管防止弯折阻断负压。

(3)注意光源连续使用时,不必每次关闭电源,以免缩短灯泡寿命。

6. 置入安全导丝

(1)经尿道置入尿管至膀胱,排除膀胱残留尿液。

(2)置入输尿管镜经尿道到膀胱,找到输尿管开口,递斑马导丝。输尿管镜沿着导丝经输尿管直至肾盂出口。

(3)退镜,保留斑马导丝。

7. 置入一次性使用无菌导引鞘

(1)开启一次性使用无菌导引鞘,用 20ml 注射器抽吸 20ml 碘伏测试一次性使用无菌导引鞘是否通畅,涂水润滑鞘身。

(2)一次性导引鞘沿着斑马导丝至肾盂,保留导丝,退鞘芯。

(3)连接液压传感器一端,巡回护士用备好的 20ml 无菌盐水从传感器的另一端推水,排空一次性使用无菌导引鞘内空气。

(4)调节平台模式为灌注吸引自动模式,灌注量为 100ml/min,负压为 –9mmHg,警戒值为 30mmHg 按校零键。

8. 碎石

(1)平台按开始键灌注,录像,术中在硬镜下寻找目标盏以及结石。

(2)开启钬激光,连接 200μm 钬激光光纤开指示灯监测,并调节功率,一般设定为 0.8J/30Hz 即可。术中严密观察手术进展,及时更换灌注的生理盐水和吸引瓶的废水。

9. 置入双 J 管 碎石结束,递斑马导丝,至肾盂出口,退软镜,双 J 管沿导丝至肾盂出口。

10. 术毕 正确撤除各种连接,患者恢复体位,腔镜器械当面交接。

(陈 萦 蔡云霞)

第三节　智能控压输尿管硬 - 软镜钬激光碎石取石术

一、概述

近年来,随着新型输尿管镜及相关设备的发展,输尿管软镜技术在上尿路结石治疗方面的应用越来越广泛。经自然腔道碎石适应证在不断扩大,直径>2cm 肾结石也逐渐经自然腔道处理。通过泌尿腔内碎石灌注吸引智能控压清石系统取石辅助设备显著提高清石效率、降低耗材费用,并延长输尿管软镜使用寿命、拓宽输尿管软镜的手术适应证。

泌尿腔内碎石灌注吸引智能控压清石系统相关资料在本书第二章已详细阐明,本章节不再赘述。

二、手术准备及步骤

【系统组成】

1. **医用灌注吸引平台**　具有压力反馈控制的医用灌注吸引平台共有 3 种模式,可在生理灌注模式、负压吸引模式和灌注吸引自动模式之间循环切换。

2. **一次性使用无菌输尿管导引鞘**　一次性使用无菌输尿管导引鞘(透明鞘),其中内 / 外径分别有:12/14F、11/13F,长度选择为 35cm(适合硬镜操作)。

3. **液压传感器**　主要用于一次性使用无菌输尿管导引鞘与医用灌注吸引平台的连接,达到平台对腔内压力的实时监测,并通过压力反馈控制原理调节负压吸引,维持腔内压力在设定的范围内。

详见第三章第三节。

【适应证】

各段输尿管结石及肾结石,最佳适应证为女性泌尿系结石患者。

【禁忌证】

1. 泌尿系重症感染期。

2. 尿道、输尿管狭窄无法置鞘或者影响灌注液回流者。

3. 有盆腔放疗史或者盆腔手术史,输尿管固定,纤维化者,易出现输尿管损伤。

4. 有严重出血性疾病或不能耐受手术和麻醉者。

【术前准备】

按尿路结石的常规术前准备,术前需行中段尿培养和药敏试验,术前明确合并泌尿系感染者,需先抗生素治疗。

【麻醉和体位】

1. **麻醉**　采用气管内插管全麻,碎石过程间歇性通气停止,便于精准快速碎石。

2. **体位** 采用健侧卧奔跑位。

【手术步骤】

1. **膀胱、输尿管镜检** 操作台设定为生理灌注模式,使用输尿管硬镜经尿道进入,检查尿道、输尿管全程及肾盂,排除无严重狭窄、扭曲、占位性病变等,输尿管镜上行至肾盂,可视部分肾结石,留置斑马导丝至肾盏内,缓慢退镜。

2. **鞘测压通道检测** 使用一次性无菌输尿管导引鞘前,用稀碘伏水加压推注检测鞘压力传感通道有无泄漏,注意鞘前段内外壁的压力采集口是否畅通。

3. **置鞘** 沿斑马导丝置入一次性使用无菌输尿管导引鞘至输尿管上段或肾盂出口处,置鞘过程避免暴力。防止输尿管损伤。对输尿管轻度狭窄者,可用等型号的扩张器扩张后再置鞘。

4. **压力传感连接** 一次性使用无菌输尿管导引鞘测压通道接口用液压传感器连接医用灌注吸引平台输入端插口。

5. **吸引管道连接** 一次性使用无菌输尿管导引鞘吸引通道接口用吸引管连接医用灌注吸引平台的结石收集瓶。

6. **蠕动灌注管连接** 蠕动管装入蠕动泵,软镜灌注通道接口连接医用灌注吸引平台的灌注管。

7. **腔内压力校零** 在医用灌注吸引平台控制板面待机状态下,模式切换为灌注吸引自动模式。用 20ml 注射器推注生理盐水,将传感器及一次性使用无菌输尿管导引鞘测压管道的空气排空,并见一次性使用无菌输尿管导引鞘管尾端液体流出,显示器腔内压力值相对稳定后,按"校零"键对腔内压力进行校零,观察腔内压力波动范围小于 2mmHg 校零成功,此时肾内通向大气压的压力值校设为 0mmHg。

8. **平台参数设定** 校零成功后,在平台控制板面设定术中所需灌注流量(50~100ml/min之间)、腔内压力设定(−15~−2mmHg)、腔内压力警戒值 15~30mmHg(术中发现尿液混浊或脓液时,设定腔内压力警戒值 15mmHg)。

9. **碎石取石(先硬镜后软镜)** 轻按"启动 / 暂停"开关,此时平台智能控压灌注吸引自动模式开始工作,输尿管软 - 硬镜在连续灌注下,经一次性使用无菌输尿管导引鞘操作通道进入,进行智能控压的输尿管软 - 硬镜吸引取石术,采用钬激光光纤经输尿管软镜通道置入进行连续粉末化碎石,碎石时镜体在鞘内间歇地前后或旋转移动约 2~3mm,以保持鞘吸引畅通,并利于能通过镜鞘间隙的结石颗粒随水流吸出,大于镜鞘间隙小于鞘内径的碎石颗粒通过退镜吸出。术中根据结石与肾脏输尿管的结构设计手术方案,可先采取输尿管硬镜击碎中上盏及肾盂结石并吸引出。待输尿管硬镜下无可处理结石时更换输尿管软镜,进行软镜吸引取石术时可适当采取低流量(50ml/min)碎石,此时术区灌注液形成的涡流流速较低,击碎后的结石不会随液体吸出,因而可以进行持续碎石,减少退镜清碎石的操作,将结石都击碎后可调高流量(100ml/min)进行吸引取石。若结石粉碎后逐步迁移至肾盂,可根据具体情况是否更换输尿管硬镜进行吸引取石(输尿管硬镜吸引取石具有更高的取石效率,并且可以降低输尿管软镜的损耗)。

(1)硬镜吸引取石术操作:左手固定鞘,右手握镜旋转碎石,抽动硬镜吸引取石(图 4-1)。

(2)软镜吸引取石操作:左手固定、或调整鞘位置,方便软镜弯曲活动和碎石取石(图 4-2)。

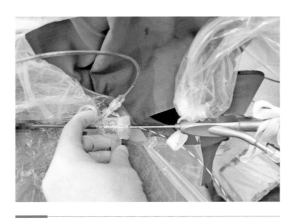

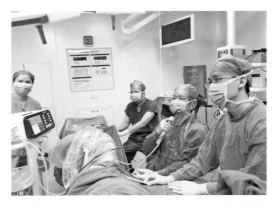

图 4-1　硬镜吸引取石术操作外景　　　　　　图 4-2　软镜吸引取石术外景

10. **术毕**　碎石取石完毕，留置导丝，内镜监视下将透明鞘退至输尿管膀胱入口处，用与鞘等长顶管将 F4~F6 双 J 管置入位，内镜直视推顶至膀胱内，退出一次性使用无菌输尿管导引鞘，放置导尿管，手术结束。

11. **存读数据**　平台 USB 口插入 U 盘，按平台顶部"记录键"，把手术中设定参数和实时数据存入 U 盘，关闭平台电源，收集结石标本。术中数据在电脑 Excel 表读取。

【术后处理】

1. 术后急查血常规、抽术后 6 小时血查降钙素原，监测生命体征。

2. 术后根据病情停用或继续静脉应用抗生素 1~2 天。

3. 术后第 1 天行 KUB 检查，2~4 周拔出双 J 管前复查 KUB。

第四节　经自然腔道智能控压系统术中创新概念及手术规划和技巧

一、有关精准监测和控制肾盂内液体压力的几个概念

1. 术中必须应用到带有液体压力监测的鞘。

2. 术中的鞘必须与具有压力反馈控压功能的医用灌注吸引平台组合应用。

3. 为保证对肾盂内液体的压力（压强）测量的准确性，需对肾盂内液体压力测量的部位是否在肾集合系统空间的最低水平面测量。

4. 如何使鞘前端的压力检测点始终处于肾集合系统的底部，改变体位，把肾旋转 90°，让肾盂出口处于肾集合系统的最底部〈最低水平面〉。在正确选择好测量部位后，测量前有没有清空肾盂内的液体进行压力清零（平台校零）。

5. 平台校零后即开始持续记录显示肾盂内液体压力动态变化,术中不能随意升降手术床,改变床的水平面高度也即改变了比对的基础压力值,使计算机的控制出现误差。

二、不同的手术体位

置入输尿管软镜鞘后,肾盂内和鞘管内存在液体量是不一样的,也就是肾盂内的基础压力是不一样的。

1. 仰卧截石位

(1)当置入输尿管软镜鞘后,鞘前端位于肾盂输尿管连接部,鞘尾端在尿道外口,因解剖、性别、体型、头低脚高等因素的影响,鞘尾端口比鞘前端口的压力平位均高,男性比女性垂直的高度可成倍数。一般女性达 5~10cmH$_2$O,男性达 10~40cmH$_2$O 不等。患肾后组盏是肾集合系统的最底部,基本上在开始碎石手术前无法把肾盂集合系统内的液体清零(清除到最底部后组盏)。所以,这种情况采取何种压力监控(包括测压吸引鞘)都是不精确的。

(2)当使用普通鞘和单纯吸引鞘时,碎石取石过程中,设置的灌注流量大于镜鞘空间承载的最大出水量时,或因碎石和血块占用镜鞘最大出水空间时,均会导致严重肾盂内瞬间高压。而且这些现象的发生,在无数字化监测和与基础压力比对的情况下,术者无法预判和知晓。

2. 健侧卧奔跑位

(1)该体位肾盂内出口和输尿管上段是在肾集合系统的最底部,当置入测压吸引鞘后,鞘前端测压点位于肾盂输尿管连接部,鞘尾端在尿道外口,鞘尾端比鞘前端口的水平位均低5~10cm。肾集合系统的液体会从鞘管自然溢出进行液体清零,连接液压传感器至平台进行压力校零后,平台实时压力参数显示为 0mmHg 正是鞘前端的无液压状态。术中再向肾集合系统灌注液体,所测实时压力即代表肾内最高压力值。

(2)术前在医用灌注吸引平台进行术中肾内压力控制目标值、肾内压力警戒值、灌注流量参数设置后,术中根据设定参数计算机智能监控镜鞘空间出水情况、肾盂内液体压力的动态变化;瞬间的碎石和血块占用镜鞘空间,平台计算机警示系统会即时进行压力报警提示或停机保护(达警戒压力值),全程保障腔内液体压力安全。

(3)因此,健侧卧奔跑位是智能控压输尿管软镜钬激光碎石取石术的必备体位。

三、手术规划

1. 术前判断输尿管细硬镜是否可接触大部分结石主体。

2. 术前了解 CT 值可预估取石时间。

3. 术中根据输尿管自身条件选择 35cm 长内径 11Fr 或 12Fr 一次性使用输尿管测压导引鞘。

4. 术中先选用细长输尿管硬镜碎石,输尿管硬镜外径尺寸以鞘内留有斑马导丝,输尿管镜能进入鞘内达前端为最佳选择。

5. 输尿管硬镜选配 550μm 光纤,设置碎石功率为(2.5~3.0)J×(20~30)Hz,可达高效碎取。

6. 术中依据术者需要的碎石空间状态,可设置腔内压力设定为 –9~2mmHg。

7. 术中依结石是否合并感染可设定警戒压力值为 15mmHg 或 30mmHg。

8. 术中设定灌注流量以平台不报警停机,持续碎石视野清、吸引取石速度快为理想灌注(一般 80~150ml/min)。

9. 输尿管硬镜处理完视野内结石后,更换 ≤8.6Fr 输尿管软镜继续碎石取石。

四、手术操作中所需注意的技巧

1. 平台恒定大流量灌注(根据镜鞘空间平台自动检测承受的最大灌注流量,以镜前端进入肾盂内灌注 20 秒退镜至鞘内不出现报警停机为准,一般设定 50~120ml/min),流量越大术中视野越清晰,避免钬激光热损伤及视野不清的副损伤,流量越大吸引取石效果越明显。

2. 设定腔内压力的安全值(–15~–2mmHg),平台智能控制压力在安全范围。

3. 碎石颗粒随液压压力差流向自动清除,无须器械辅助套石(吸引取石时镜前端灌注方向与液体吸引方向错位,如高速路设置的双向道)。

4. 术者坐位,单人操作,轻松简单,注意碎石与吸引取石必须交替,避免大量碎石颗粒沉积于肾盂出口或输尿管腔卡死镜体。建议持续碎石 1 分钟即需取石。

5. 遇碎石颗粒进入鞘内卡住镜体,此种情况一般是在鞘前端,软镜可弯部刚退至鞘内因表面不平整被结石卡住,此时立即在镜体关闭灌注,轻巧把镜体向前旋动,松动后退出镜体至鞘尾端再开启灌注清石。

五、特别提醒

1. 牺牲灌注流量来避免腔内液体高压,只会让结石患者承担钬激光热损伤的风险,并降低碎石取石效率和效果。Rezakahn Khajeh N 的研究表明,在实验条件下,模拟输尿管镜碎石术,"肾盂空间"为 60.8ml,230μm 激光光纤,功率设定为 40W,激发 60 秒,灌注流速需 ≥40ml/min 才避免达到热损伤阈值。术中因有空间大小变化、结石梗阻及激光激发时间长短不等因素变化,因此建议灌注流量 ≥50ml/min 避免达到热损伤阈值。

2. 对于肾盂肾盏结石碎石取石,健侧卧奔跑位如井下采矿法,利用空间的高度落差,结石颗粒自然崩落至鞘口,在液体的推动下沿鞘滚出体外,无须套石。

(朱贤鑫　宋乐明)

第五节　典型病例

病例一:患者,女,45 岁,因"发现右肾结石 6 年余"入院,诊断为右肾铸型结石,结石最长径 8.3cm，行智能控压输尿管硬 - 软镜钬激光碎石取石术，术后 4 天出院。

右肾结石长径约 8.3cm，横径 4.5cm，影像学资料见图 4-3、图 4-4，尿常规：WBC 2 405.40/μl，细菌数 2 713.1/μl，CT 值约 1 300Hu，充分利用钬激光大功率高效率进行碎石，先用细硬镜（<8.5Fr）配置 550μm 光纤，设置 2.0J × 30Hz 能量碎石，硬镜下处理可触及之中上盏大部分结石后，再更换软镜（<8.6Fr）配置 200μm 光纤，设置 1.0J × 30Hz 能量碎石处理残余下盏结石，手术时间 170 分钟（视频 4-1）。

视频4-1 智能控压输尿管硬 - 软镜钬激光碎石取石术典型病例一

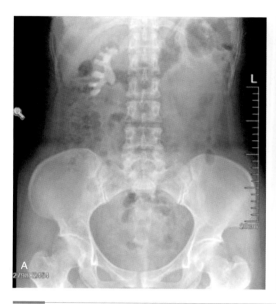
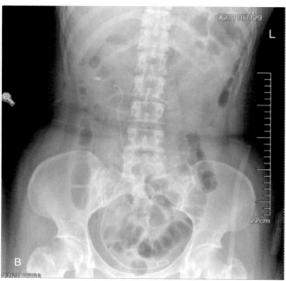

图 4-3 智能控压输尿管硬 - 软镜钬激光碎石取石术典型病例一
A. 术前 KUB；B. 术后 KUB。

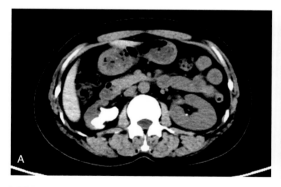
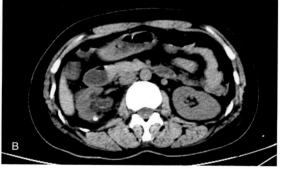

图 4-4 智能控压输尿管硬 - 软镜钬激光碎石取石术典型病例一
A. 术前 CT；B. 术后 CT。

病例二：患者，女，58 岁，右肾鹿角形结石并感染，行智能控压输尿管硬 - 软镜钬激光碎石取石术，手术时间 65 分钟，术后 3 天出院（图 4-5，视频 4-2）。

右肾结石长径近 7cm,横径 3cm,术中先使用输尿管细长镜将肾盂、肾上盏、中盏结石粉碎吸出,再使用输尿管软镜将残余结石粉碎吸出,手术时间 65 分钟,术后复查 CT 和 KUB:结石清净。

视频4-2 智能控压输尿管硬-软镜钬激光碎石取石术典型病例二

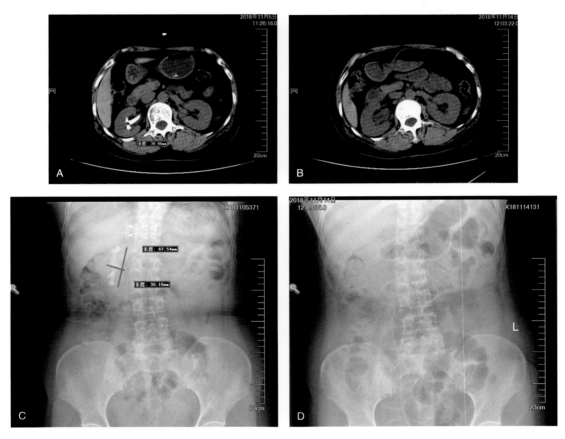

图 4-5 智能监控肾内压输尿管软-硬镜吸引取石术典型病例二
A. 术前 CT;B. 术后 CT;C. 术前 KUB;D. 术后 KUB。

参考文献

[1] 朱贤鑫,宋乐明,杜传策,等.智能控压输尿管软镜吸引取石术的疗效分析 [J]. 中华泌尿外科杂志,2018,39 (4): 256-260.

[2] ZHU X, SONG L, XIE D, et al. Animal Experimental Study to Test Application of Intelligent Pressure Control Device in Monitoring and Control of Renal Pelvic Pressure during Flexible Ureteroscopy [J]. Urology, 2016, 91 (242): e11-242. e15.

[3] 陈华,宋乐明,刘泰荣,等.智能控压输尿管软镜治疗最大径≤2cm 肾结石的效果分析 [J]. 中华外科杂志,2018,56 (10): 772-775.

[4] DENG X, SONG L, XIE D, et al. Suctioning flexible ureteroscopy with automatic control of renal pelvic

pressure: a porcine model [J]. Int J Clin Exp Med, 2016, 9 (3): 6563-6568.

[5] SONG L, DENG X, XIE D, et al. A novel technique of suctioning flexible ureteroscopy with automatic control of renal pelvic pressure: an initial experience of 37 cases [J]. Journal of Urology, 2016, 195 (4): e682-e682.

[6] ZHONG W, LETO G, WANG L, et al. Systemic inflammatory response syndrome after flexible ureteroscopic lithotripsy: a study of risk factors [J]. Journal of endourology/Endourological Society, 2015, 29 (1): 25-28.

[7] YANG Z, SONG L, XIE D, et al. The New Generation Mini-PCNL System-Monitoring and Controlling of Renal Pelvic Pressure by Suctioning Device for Efficient and Safe PCNL in Managing Renal Staghorn Calculi [J]. Urologia internationalis, 2016.

[8] YANG Z, SONG L, XIE D, et al. Comparative Study of Outcome in Treating Upper Ureteral Impacted Stones Using Minimally Invasive Percutaneous Nephrolithotomy With Aid of Patented System or Transurethral Ureteroscopy [J]. Urology, 2012, 80 (6): 1192-1197.

[9] SONG L, CHEN Z, LIU T, et al. The application of a patented system to minimally invasive percutaneous nephrolithotomy [J]. Journal of Endourology, 2011, 25 (8): 1281-1286.

（朱贤鑫　宋乐明）

第一节　麻醉与配合

经皮肾镜钬激光碎石取石术是微创手术,其具备创伤小、结石取净率高以及适应范围广等优点,可以应用于较大直径或者体外震波碎石有困难的结石患者,近几年在临床方面的应用越来越普及。手术要求对患者实施完善麻醉后,在截石位下行患侧输尿管逆行插管,然后帮助患者转为俯卧位。由于手术过程中会用生理盐水进行冲洗,患者有可能因为体温降低出血寒战、混合静脉血氧饱和度降低、儿茶酚胺的释放等现象,对一些冠心病患者而言甚至引发生命危险。因此在经皮肾镜钬激光碎石取石术的麻醉中保证患者舒适与安全是重中之重。

泌尿系统的神经分布中,肾上腺、输尿管和肾区的交感神经来源于 $T_5 \sim L_1$ 脊神经,膀胱的交感神经来自 $T_{12} \sim L_2$ 脊神经,尿道的神经支配主要来自腰骶神经丛。对于身体状况好,预计手术时间不长的肾结石患者,在进行经皮肾镜碎石手术时,可以用腰硬联合麻醉。选择 $L_2 \sim L_3$ 行腰麻起效快,麻醉完成后立刻可放置输尿管支架且麻醉效果满意。经皮肾镜碎石手术中结石的位置相对固定,肌肉松弛要求不高,选择 $T_{11} \sim T_{12}$ 或 $T_{12} \sim L_1$ 穿刺点行硬膜外置管,术中既可以达到麻醉效果完善又尽可能减少对人体生理功能干扰。但随着手术时间延长,又有很多患者不能耐受俯卧位,同时伴有不同程度的躁动,此时加用静脉辅助药物会显著增加呼吸和循环的抑制,加大麻醉管理难度。可术前指导患者练习截石位和俯卧位两种体位,有助于患者更好地耐受手术。经皮肾镜碎石手术中,肥胖、老年患者心肺功能较差,呼吸代偿功能进一步削弱,俯卧位后易诱发急性循环或呼吸功能不全而发生意外,此类患者进行经皮肾镜碎石手术时,考虑采用气管插管全麻为宜,全麻不仅可保证俯卧位患者术中呼吸道通畅和氧供,而且体位对呼吸的不利影响也一般可通过控制呼吸或辅助呼吸而获得纠正。全麻后转俯卧位前可根据患者的心功能情况适当输注胶体液进行有效扩容,维持有效循环血量,维护循环稳定。

经皮肾镜钬激光碎石取石术常见的并发症有冲洗液吸收、出血、冲洗液渗漏、低体温、邻近脏器损伤、空气栓塞、发热等。

1. **冲洗液吸收**　经皮肾镜钬激光碎石取石术中使用大量的灌注液及较高的灌注压,易引起呼吸循环功能改变和灌注液吸收入血和渗漏,导致血流动力学改变和水电解质失衡等灌注液综合征,出血稀释性低钠血症、心功能不全、代谢性酸中毒等严重并发症,因此必须加强术中的麻醉管理及并发症的防治。一旦出现水中毒表现时可给予抗炎、利尿剂、激素,必要时给予浓钠高渗盐液静脉滴注或脱水剂呋塞米（速尿）5~20mg；术中寒战给予保温及适当的镇静药物。

2. **出血** 手术期间有可能导致严重的出血，出血原因包括肾实质的撕裂，肾血管、肋间血管或肾门血管损伤以及肾盂黏膜的损伤。在通道扩张及碎石取石过程中，有时会发生肾盏的撕裂，造成严重出血，影响下一步操作。合并动脉硬化、高血压、糖尿病、尿路感染、肾功能不全者发生凝血功能障碍，容易导致术中术后出血的发生。一旦出现严重出血，可试行夹闭肾造瘘管，应用止血药物，仍然无效时，需要给予肾血管栓塞治疗。因而笔者应该根据手术情况予以血红蛋白的测定，当血红蛋白低于 70g/L 时，予以输血治疗。

3. **冲洗液渗漏** 手术过程中肾贯通伤和腹膜损伤，或由于冲洗泵流量大、灌注液压力过高，导致液体渗透到腹膜后、腹腔或胸腔，或渗漏至膈下、腹膜外脂肪间隙，使腹内压升高。椎管内麻醉患者可出现呼吸困难、缺氧、发绀，全麻患者则表现为呼吸道阻力增加，脉搏氧下降。此时应查血气，给予利尿、高渗盐，B 超可以帮助明确诊断。

4. **低体温** 用大量的室温下的冲洗液会引起患者低体温，由此引起相应的患者恢复期变化，包括寒战、末梢血管收缩、苏醒延迟等。将冲洗液加温至 37℃这种情况可得到改善。

5. **发热** 结石是细菌的载体，手术操作过程中肾盂黏膜受到损伤后，结石碎片释放的细菌和感染性物质伴随冲洗水一起吸收从而导致感染性发热甚至败血症。术前有尿路感染、肾穿刺有肾积脓时最好先行肾穿刺造瘘置管引流，纠正感染后行二期手术。

经皮肾镜钬激光碎石取石术麻醉技术难度并不大，但体位变动对患者的干扰大，特别要注意手术相关并发症。经皮肾镜碎石手术的并发症发生率和手术时间、患者的 ASA 麻醉分级有关，手术时间最好控制在 50~75 分钟左右。术前患者合并肾功能不全、糖尿病、高血压、病态肥胖、心肺功能不全增加了围手术期并发症的发生率。麻醉医生要注意循环、呼吸系统相关参数的变化，维持内环境稳定，定期行动脉血气分析。

参考文献

［1］姜蕴辉．经皮肾镜碎石手术的麻醉管理 [J]．中国当代医药，2012, 19 (20): 101-102.
［2］蔡国森，吉林，王成龙，等．经皮肾镜碎石手术的麻醉体会 [J]．中外医学研究，2011, 9 (27): 107-108.
［3］陈伟元，熊冠球，张彩玲，等．经皮肾镜碎石手术不同麻醉方法的临床分析 [J]．现代医院，2012, 12 (5): 46-47.

（黄晓梅 黄桂明）

第二节 手术体位与护理配合

【手术体位】
截石位、俯卧位。

【体位用物】

长垫、长圆垫、方垫。

【器械布类】

弹道包,小布包,清创盆包,手术衣。

【仪器设备】

摄像系统 1 套、B 超、医院灌注平台、钬激光机、肾镜。

【洗手准备】

腹腔镜保护套 3 个、20ml 和 5ml 注射器各 1 副、大三角针、4# 线、刀片、脑科漏斗、输液器、输尿管导管 5Fr、双 J 管 6Fr、气囊导尿管 16Fr、尿袋 2 个、肾造瘘管、小敷贴、围裙、手套、3 000ml 氯化钠、复方氯化钠 500ml、小纱块、水泵管、吸引管、筋膜扩展器、穿刺针、超微造瘘吸引鞘、吸引阀、光纤、斑马导丝、碘伏、液体石蜡。

【手术配合】

1. **消毒铺巾**　递卵圆钳夹对折光边碘伏消毒皮肤,按会阴手术常规铺巾。

2. **协助术者行膀胱镜输尿管逆行插管**　患者患侧上肢补液,建立好静脉通路,注意上肢外展不宜超过 90°,以免引起臂丛神经损伤。双下肢架于截石位脚架上,以不妨碍输尿管镜的操作为宜。在输尿管镜下将 F5 输尿管导管置入输尿管内(手术侧)。

3. **俯卧位消毒铺巾**　手术野贴一脑外科手术专用手术巾,其一长带下端垂于污物桶内,以利术中冲洗液和结石的收集。

4. **器械摆放**　将套好无菌 B 超探头固定于患者患侧腰部上方,电视摄像系统置于术者正前方、医用灌注平台置于手术者对侧下方、钬激光机放于手术者右手上方,合理的用物摆放利于术者更好地操作及观察图像,也便于护士观察患者病情及麻醉师用药。

5. **设备调节**　摄像头、纤维导光束、钬激光导丝、Y 型灌注管。根据术者操作的需要调节摄像系统的明亮度。

6. **医院灌注平台的连接**

(1)蠕动机接好电源,打开后面总开关,按开机按钮开机。

(2)三升袋放置在第二层栏架上,蠕动机顶端严禁放置重物。

(3)冲洗管接蠕动管,把蠕动管卡在转轮上。

(4)液压传感器接在后面右边接口处,放置 1 个抽满生理盐水的注射器,用于传感器注水。

(5)吸引管连接结石收集瓶,吸引管防止弯折阻断负压。

设置钬激光参数为 2.0~3.0、20~25 范围,使击碎的结石最大直径<2mm,以便顺利排出;随时注意更换灌注液,并根据环境温度和患者体温调节灌注液的温度,冬天水温为 23~28℃。

7. **术中配合**　配合麻醉师密切观察患者生命体征的变化,加强血氧饱和度监测和心电监护,注意引流液和尿液颜色,从而观察是否有较大的血管损伤;经常询问患者的自身反应,体位的安置在顺应呼吸循环功能、充分暴露手术视野的前提下,以患者舒适、安全、有利观察为原则。

8. **缝合切口**　清点器械、敷料、物品无误。递 4 号线缝合切口及引流管的固定。

9. **覆盖切口**　覆盖小敷料贴。

10. 手术结束　正确撤除各种连接,患者恢复体位,腔镜器械当面交接,护送途中,应妥善保护肾造瘘管,以防脱出;如肾造瘘管内引流液,颜色较红,应暂夹管,使肾内压升高压迫止血,并与病房护士作好交接班。

(朱秋华　蔡云霞)

第三节　智能控压经皮肾镜钬激光碎石取石术

一、概述

泌尿系结石是泌尿外科的最常见病之一。经皮肾镜取石术(PCNL)是上尿路结石主要的治疗方法。肾盂压力是 PCNL 备受关注的一个重要问题,由于灌注不当或排出不畅都可能导致肾盂压力过高,肾盂内高压可以导致肾脏不同程度的损害、液体反流和外渗、感染扩散、尿源性脓毒血症甚至感染性休克。但无论是微造瘘 PCNL 还是标准通道的 EMS 碎石清石术都不能准确调节与监控肾盂压力。为了提高手术效率和解决肾盂内高压的问题,笔者设计了"微造瘘经皮肾镜吸引取石术"进行临床研究,发现其能有效降低肾盂内压,但控制肾盂内压要靠医师经验和技巧。为此在前期研究的基础上又创新一种新的手术方法:应用仪器智能监测和控制肾盂压力的经皮肾镜吸引取石术,研究制作集成测压装置的经皮肾吸引鞘及具有压力监测并通过压力反馈控制的灌注吸引系统(医用灌注吸引平台),应用于微造瘘经皮肾镜吸引取石术,进行智能监测和控制肾盂压力。设计的腔内灌注吸引压力控制系统增加压力反馈自动控制系统,手术时通过系统设定手术需要灌注流量值、腔内压力控制值、腔内压力警戒值;系统在满足手术理想的灌注流量前提下,手术视野清晰,避免负损伤,能通过压力反馈控制吸力大小,自动、精确地控制肾盂内压使其维持在安全范围,减少钬激光热损伤,使术者操作简单化,从而避免肾盂内高压导致尿源性脓毒血症、液体外渗等并发症发生,并通过吸引取石提高手术效率。

笔者应用智能控压经皮肾镜钬激光碎石取石术治疗上尿路结石,取得了良好效果。笔者体会:智能控压经皮肾镜钬激光碎石取石术既能设定大的灌注流量以满足碎石需要,保持视野清晰,高效率碎石和吸引清石,又可智能精确地调节吸引压力,使肾盂内压控制在设定的安全范围,是一种安全高效的经皮肾镜取石术式,具有肾盂内压可监测和控制、碎石清石效率高、时间短、通道小、出血少、操作简单方便等特点。

智能控压经皮肾镜钬激光碎石取石术的适应证和禁忌证与普通的经皮肾镜取石术基本是相同的,由于手术安全性的提高,对于合并感染的上尿路结石根据情况可以一期手术取石。

二、手术准备及步骤

【手术器械及附属设备】

1. 医用灌注吸引平台
2. 经皮肾测压吸引鞘（图 5-1）或内镜用导引器（图 5-2）

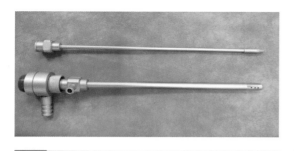

图 5-1　经皮肾测压吸引鞘

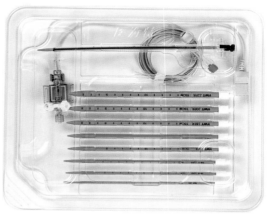

图 5-2　内镜用导引器

3. 一次性使用液压传感器
4. 肾镜
5. 吸引管、液体蠕动灌注管、导丝、输尿管支架管、钬激光等碎石工具（图 5-3）

【适应证】

直径>2cm 肾结石，第四腰椎水平以上输尿管上段结石（梗阻时间长、体积比较大、中重度肾积水），有症状的肾盏或者憩室结石，其他手术方式治疗失败的肾或者输尿管上段结石。

【禁忌证】

未纠正的全身出血性疾病；严重心脏疾病和肺功能不全，无法承受手术者；未控制的糖尿病和高血压者；盆腔游走肾或重度肾下垂者；脊柱严重后凸或侧弯畸形、极肥胖或不能耐受俯卧位者亦为相对禁忌证；上尿路结石合并感染，仍有发热等症状，需控制感染后再择期手术。

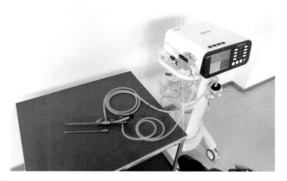

图 5-3　手术器械的连接

【术前准备】

术前准备与常规的尿路结石手术相同，术前合并感染的患者，要控制感染，纠正全身其他系统紊乱（比如控制血压、血糖，纠正凝血功能等），术前影像学检查了解结石位置和穿刺路径选择等。

【麻醉和体位】

1. 麻醉 采用气管插管全麻或者腰硬联合麻醉。

2. 体位 先取截石位置输尿管导管,后取平俯卧位,腰部不垫高,不采取折刀位。

【手术步骤】

1. 输尿管逆行置入输尿管导管 患者取截石位,应用输尿管镜或肾镜置入 Fr5 输尿管导管至肾盂或输尿管结石下方,输尿管导管接注射器针头或者输液器,用注射器打水或者接生理盐水滴注。

2. 体位 采用俯卧位,头偏向一侧,两臂屈曲放于头部两侧,腰部不垫高,不摇腰桥或折刀位(图 5-4),有利于肾脏活动。

3. 定位 应用超声进行结石定位,超声位于术者对侧,超声探头接腔镜保护套,具体步骤如下:将探头沿肾长轴对肾进行全面扫描,了解肾结石大小、分布、肾积水情况,了解肾上中下盏积水和结石分布的关系,并结合术前影像学检查资料选取穿刺点,设计穿刺路径,了解路径有无周围脏器,避免损伤脏器,选择拟穿刺的肾盏、穿刺点和方向后,把目标肾盏固定在显示器的适当位置上,穿刺针在超声动态监视下穿刺,穿刺针应该由肾盏穹隆进入,减少出血,通常选择后组肾盏,穿刺过程中超声清楚观察到穿刺路径,清晰显示针尖进入目标肾盏或结石。

4. 穿刺 超声探头纵切肾脏,徒手从探头前面中央区域进针行肾穿刺的方法(图 5-5),根据设计的穿刺点和方向,穿刺点可选择在 12 肋下至 10 肋间腋后线到肩胛线之间的区域,穿刺经后组肾盏入路,方向指向肾盂。穿刺过程抖动微调穿刺针与探头超声束面的夹角,在超声二维视图中能清楚显示穿刺针的深度和方向,大部分一针穿刺就能通过肾盏穹隆部垂直进入目标盏(图 5-6),顺利建立准确、快捷、安全的经皮肾通道。笔者很多时候选择低位入路,双肾在脊柱两旁是"外八"字排列,肾下极更贴近皮肤,周围覆盖组织较少,超声视图质量好;低位入路穿刺下盏距离最短,肾背侧下极是 Brodel 相对无血管区,穿刺损伤肾实质血管的风险大为降低。从肾血管的解剖示意图和肾脏超声图像可以看出,垂直进入目标盏穹隆部损伤肾实质血管的风险最小。当穿刺针进入目标肾盏后,流出清亮尿液后,留置斑马导

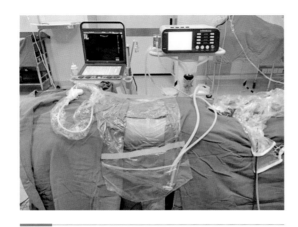

图 5-4 腰部不垫高和固定的俯卧位

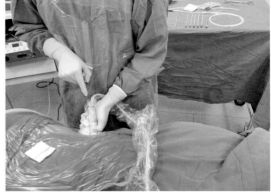

图 5-5 从超声探头前面进行穿刺

丝。用尖刀沿针鞘切开皮肤和筋膜,退出针鞘。

5. **扩张** 沿斑马导丝,应用筋膜扩张器作通道扩张,由 Fr6 开始,逐渐增大,每次扩张的深度相同,避免扩偏或扩深,最后置入经皮肾测压吸引鞘或内镜用导引器(图 5-7)。

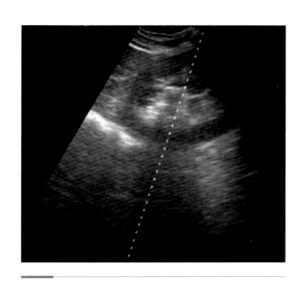

图 5-6 穿刺针从肾盏穹隆部垂直进入目标盏

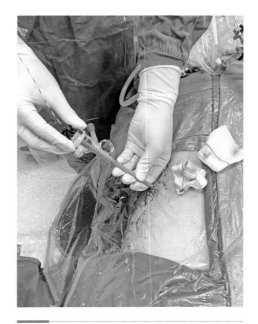

图 5-7 置入经皮肾测压吸引鞘或内镜用导引器

6. **连接液压传感器、吸引和灌注**

(1)连接液压传感器:经皮肾测压吸引鞘或内镜用导引器测压通道接口用一次性液压传感器连接医用灌注吸引平台输入端插口(图 5-8)。

(2)连接吸引通道:经皮肾测压吸引鞘或内镜用导引器吸引通道接口用吸引管连接医用灌注吸引平台的结石收集瓶(图 5-9)。

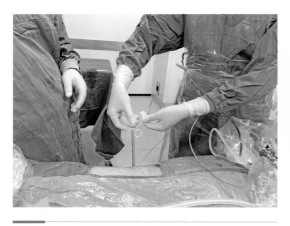

图 5-8 连接液压传感器

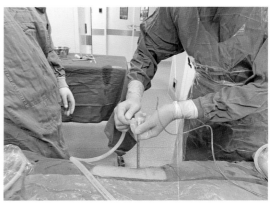

图 5-9 连接吸引管

（3）蠕动灌注管连接：蠕动管装入蠕动泵，肾镜灌注通道接口连接医用灌注吸引平台的灌注管（图 5-10）。

7. 腔内压力校零 在医用灌注吸引平台控制板面待机状态下，模式切换为灌注吸引自动模式（图 5-11）。用 20ml 注射器推注生理盐水，将传感器及一次性使用无菌输尿管导引鞘测压管道的空气排空，并见一次性使用无菌输尿管导引鞘管尾端液体流出，显示器腔内压力值相对稳定后，按"校零"键对腔内压力进行校零（图 5-12），观察腔内压力波动范围小于 2mmHg 校零成功，此时肾内通向大气压的压力值校设为 0mmHg（注：此时肾内实际压力为鞘尾端与肾脏的高度差 X cm 产生的 X cmH_2O 压力，即为 0.735X mmHg，在下一步的平台参数设定中应考虑此高度差压力而酌情调节相关压力设定值）。

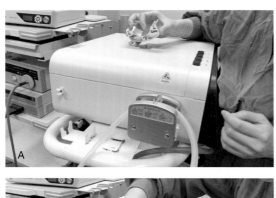
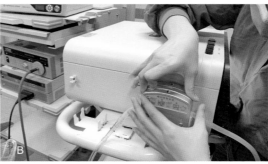
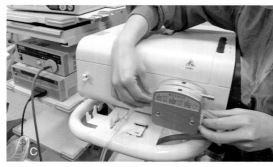
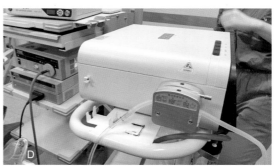

图 5-10 蠕动管装入蠕动泵

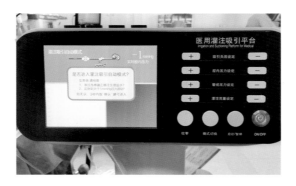

图 5-11 模式切换为灌注吸引自动模式

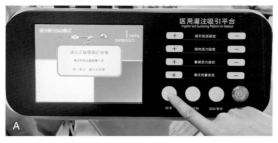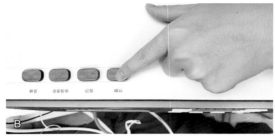

图 5-12　腔内压力校零

8. **平台参数设定**　校零成功后,在平台控制板面设定参数:术中所需灌注流量设定为 50~500ml/min 之间;腔内压力设定为 C-0.735X mmHg(① C 为实际腔内压力控制值,建议值为 -15~-2mmHg;② C-0.735X mmHg 为平台所显示的腔内压力设定参数;③ 0.735X 为步 7 中所注释的鞘高度压力);腔内压力警戒值设定为 30-0.735X mmHg(① 30mmHg 为实际腔内压力反流警戒值;② 30-0.735X mmHg 为平台所显示的腔内压力警戒值;③ 0.735X 为步骤 7 中所注释的鞘高度压力;④术中发现尿液混浊或脓液时,腔内压力警戒值建议进一步下调 15mmHg)。

9. **腔内碎石与吸引取石**　找到结石后钬激光碎石和吸引取石,应用大功率钬激光进行切割碎石,碎石颗粒通过鞘负压吸引吸出,碎石清石同时进行(图 5-13),对于较大的结石碎块,可以退镜吸引取石,平台接受鞘采集的肾盂压力值,并根据平台设定的肾盂压力控制值由计算机通过压力反馈控制原理自动调节负压吸引,使肾盂内压力恒定在设定的安全范围。

通过调节腔内压力设定值,使肾集合系统处于低的负压状态,由于负压吸引,结石在肾盂或肾盏不易跑动,便于碎石,碎石颗粒也不易弥散随吸引吸出。由于在不同灌注流量下,肾盂压力都可以维持在设定的安全范围内,灌注流量可以根据碎石需要调节,以保证视野清楚,提高连续碎石清石效率。对角度较大的肾盏结石,可用鞘将结石拔出到肾盂后再碎。检查各小盏时,盏颈小时,用鞘适当扩张盏颈,再进入肾盏碎石清石。

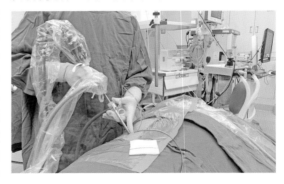

图 5-13　碎石和吸引清石

10. **留置双 J 管和肾造瘘管**　碎石清石完成后,手术中结合超声,依次对上、中、下肾盏及肾盂输尿管连接部检查是否有残留结石并予清除,拔除输尿管导管,从肾盂顺行置入 Fr6 双 J 管至膀胱,从鞘内置入肾造瘘管并退鞘。

11. **存读数据**　平台 USB 口插入 U 盘,按平台顶部"记录键",把手术中设定参数和实时数据存入 U 盘,关闭平台电源,术中数据可以在电脑读取。

第四节 术中操作注意要点和技巧

1. 智能控压经皮肾镜钬激光碎石取石术采用的是微通道,通道大小 F12~Fr18；由于其通道小,创伤和出血少,易于达到更多肾盏,单通道取石率更高,减少了多通道的概率,也减少了创伤,提高了手术安全性。

2. 智能控压经皮肾镜钬激光碎石取石术体位与传统的 PCNL 有所不同,笔者也让病人采用俯卧位,但腰部不垫高,也不采用折刀位,不固定肾脏,有利于肾脏的活动,在手术过程中,有利于鞘进入更多的肾盏或输尿管上段,提高清石率。对于积水较多的患肾,即使采用低位入路,也可以处理输尿管上段结石。肾脏活动度的增加,对于低位还是高位入路,有更多的选择,选择更容易穿刺目标肾盏和路径,减少周围脏器损伤的可能性。由于肾脏活动性增加,穿刺时如果患者呼吸使肾脏活动幅度较大,椎管内麻醉时可以让患者屏住呼吸,全麻时可以暂停呼吸,穿刺成功后再恢复正常呼吸,这样可以减少穿刺时肾脏活动,增加穿刺的精准度。

3. 智能控压经皮肾镜钬激光碎石取石术采用的是超声定位,笔者的穿刺方法是在超声探头前面进针,不是在侧方进针,穿刺过程抖动穿刺针,微调穿刺针与探头超声束面的夹角,在超声二维视图中能清楚显示穿刺针的深度和方向,大部分一针穿刺就能通过肾盏穹隆部垂直进入目标肾盏,垂直进入目标盏穹隆部,损伤肾实质血管的风险最小。从超声探头两端进针斜入到目标肾盏,尽管也能穿刺抽吸到清亮尿液,但扩张建立通道时损伤肾皮质血管的可能性大大增加。由于常规凸阵探头上下两端无法贴近皮肤,相应的超声视图质量明显下降或缺失、断层；受患者呼吸运动的影响,术者常常难以协调左右手来完成实时监测全程针道进入目标肾盏。笔者通过对超声引导穿刺方法的改进,从目标肾盏穹隆部垂直进入的比例大大提高,使术中术后出血的概率也降低了。

4. 智能控压经皮肾镜钬激光碎石取石术有智能控制肾盂压力和吸引取石的特色功能,在设定医用灌注吸引平台的参数时可以根据情况和手术需要进行设定,腔内压力设定值一般设定在负值($-15\sim-5mmHg$),是肾盂处于轻度负压状态,结石在肾盂或肾盏不易跑动,便于碎石,碎石颗粒也不易弥散随吸引吸出,肾盂低压状态,减少了液体的外渗和反流,减少了感染的风险,避免了尿源性脓毒血症甚至感染性休克的发生,使手术安全性大大提高。PCNL 术中术后感染是常见的并发症,尿源性脓毒血症是最严重的并发症之一,如果发生,患者的死亡率和住院费用均明显升高,容易导致医疗纠纷等恶性事件,智能控压经皮肾镜钬激光碎石取石术可以大大降低这种风险。所以,对于有些合并感染的上尿路结石,或者是术前引流后感染仍控制不佳的患者,全身状况允许的情况下,可以考虑一期行智能控压经皮肾镜钬激光碎石取石术,但是术中要注意肾盂压力控制值和警戒值要适当调低,灌注量也要适当减少,术后要严密观察患者的病情变化和感染指标的情况。由于有了压力监测和控制以及负压吸引,智能控压经皮肾镜吸引取石的灌注流量可以比较大,灌注流量大,视野清楚,减少黏膜的损伤,提高碎石和吸引清石的效率,也可以减少大功率钬激光碎石产生的粉尘现象,减少钬激光的热损伤导致的肾盏或者输尿管狭窄可能。在手术过程中,如果灌注流量大,肾盂压力高于笔者的设定值,平台会报警时,要注意是不是由于镜鞘比小的原因,可以调小灌注流量或者清理碎石,保持肾盂低压。

5. 在手术过程中,鞘尽量靠近结石,这样有利于碎石和吸引清石,从而提高效率,术中使用镜子观察,鞘带动镜子摆动来寻找结石、取石。术中可以一人操作,更方便、协调,右手握镜拇指固定光纤;左手扶鞘。对角度较大的肾盏结石,可用鞘将结石拔出到肾盂后再碎。检查各小盏时,盏颈小时,用鞘适当扩张盏颈,再进入肾盏碎石清石。术中测压管尽量不要移动太大,避免影响测的肾盂内压数值。

6. 智能控压经皮肾镜钬激光碎石取石术一般采用大功率钬激光进行碎石,使用时光纤要伸出镜头 5mm 以上,并用右手拇指固定或者光纤固定器固定,以免损伤镜体,碎石过程中,保持视野清楚,以免损伤组织和减少钬激光热损伤。碎石从结石边缘开始,逐层碎石,避免从结石中心开始碎石,导致形成很多碎块,增加碎石难度,采用"刷漆样"切割碎石可以提高碎石速度,较大的碎石通过退镜由鞘吸出。

7. 低位入路,符合肾脏解剖位置特点,不受肋骨的影响,鞘活动度更大,容易达到大部分肾盏,对复杂性肾结石单通道的一次清石率高,肾下极更贴近皮肤,周围覆盖组织较少,超声视图质量好;低位入路穿刺下盏距离最短,肾背侧下极是 Brodel 相对无血管区,穿刺损伤肾实质血管的风险大为降低,也更容易穿刺。在碎石清石过程中,尽量避免大角度的摆动鞘和镜体,这样容易导致肾盏撕裂出血。

8. 虽然智能控压经皮肾镜钬激光碎石取石术的手术安全性和效率大大提高了,但仍然会出现一些难以避免的并发症,比如出血、感染、结石残留、周围脏器的损伤等,术前充分评估患者的病情,包括全身情况、有无合并其他基础疾病,结石负荷,积水情况,合并感染的情况,有无相关的手术病史等,对于有其他基础疾病的患者,术前要控制好相关的病情,合并感染的要进行细菌培养,应用敏感抗生素治疗感染,待感染控制后再手术会减少术后并发症的发生,对于复杂性的结石,术前根据影像学资料和医生术前床边超声检查,制定好手术方案,比如穿刺通道设计,必要时分期手术。术后要密切观察患者有无出血、感染,生命体征的变化和血生化检查变化,以及其他症状的出现,要及时处理,避免严重的后果。对于反复出血,或出血较猛烈的患者,及时行肾动脉造影检查和栓塞,对于可能出现的脓毒血症,术后严密观察,及时复查相关检查,要及时发现和处理,一般预后较好。

(杨忠圣)

参考文献

［1］那彦群,叶章群,孙颖浩,等.中国泌尿外科疾病诊断治疗指南 [M].北京:人民卫生出版社,2014:129.

［2］SONG L, CHEN Z, LIU T, et al. The application of a patented system to minimally invasive percutaneous nephrolithotomy [J]. J Endourol, 2011, 25 (8): 1281-1286.

［3］ZHONGSHENG YANG, LEMING SONG, DONGHUA XIE, et al. Comparative Study of Outcome in

TreatingUpper Ureteral Impacted Stones Using Minimally Invasive Percutaneous Nephrolithotomy With Aid of Patented System or Transurethral Ureteroscopy [J]. Urology, 2012, 80 (6): 1192-1197.

［4］宋乐明，范地福，杜传策，等. 微造瘘经皮肾镜吸引清石系统结合超声在治疗鹿角形肾结石中的价值 [J]. 中华泌尿外科杂志，2013, 34 (4): 254-257.

［5］宋乐明，杜传策，刘泰荣，等. 微造瘘经皮肾镜吸引取石术治疗上尿路结石 858 例报告 [J]. 临床泌尿外科杂志，2012, 27 (7): 526-528.

［6］叶章群，余虓. 微创时代的结石治疗 [J]. 中华泌尿外科杂志，2013, 34 (4): 249.

［7］黄韬，吕磊，王勇军，等. 超声引导下经皮肾镜取石术中肾盂内压变化与术后发热的关系 [J]. 临床泌尿外科杂志，2013, 28 (4): 292-294.

［8］YANG Z, SONG L, XIE D, et al. The New Generation Mini-PCNL System Monitoring and Controlling of Renal Pelvic Pressure by Suctioning Device for Efficient and Safe PCNL in Managing Renal Staghorn Calculi [J]. Urologia Internationalis, 2016, 97 (1): 61-66.

［9］范地福，彭作锋，杜传策，等. 超声实时引导经皮肾穿刺微造瘘取石术的疗效观察 [J]. 临床超声医学杂志，2015, 17 (3): 193-195.

第五节　典型病例

病例一：患者，中年女性，左肾结石，结石长径 2.4cm，在腰硬联合麻醉下行单通道左侧智能控压经皮肾镜钬激光碎石取石术（图 5-14，视频 5-1）。

视频 5-1　智能控压经皮肾镜钬激光碎石取石术病例一

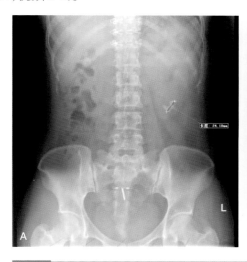
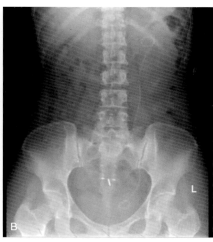

图 5-14　智能控压经皮肾镜钬激光碎石取石术典型病例一
A. 术前 KUB；B. 术后 KUB。

病例二：患者，老年男性，左肾多发结石，结石大小 5.8cm×5.3cm，在腰硬联合麻醉下行单通道左侧智能控压经皮肾镜钬激光碎石取石术（图 5-15，视频 5-2）。

视频 5-2　智能控压经皮肾镜钬激光碎石取石术病例二

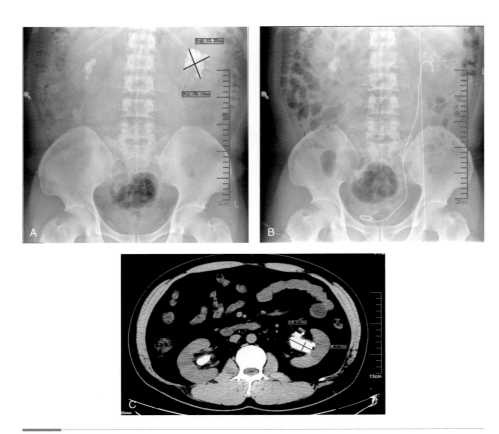

图 5-15　智能控压经皮肾镜钬激光碎石取石术典型病例二
A. 术前 KUB；B. 术后 KUB；C. 术前 CT。

病例三：患者，女性，25 岁，右肾多发结石，在腰硬联合麻醉下行一期单通道右侧智能控压经皮肾镜钬激光碎石取石术（图 5-16）。

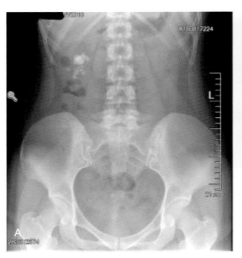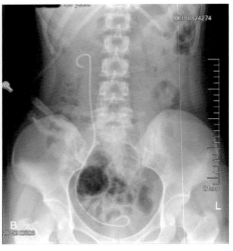

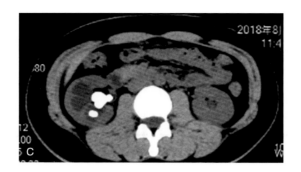

图 5-16 智能控压经皮肾镜钬激光碎石取石术典型病例三
A. 术前 KUB;B. 术后 KUB;C. 术前 CT。

病例四:患者,女性,46 岁,右肾多发结石,在腰硬联合麻醉下行一期单通道右侧智能控压经皮肾镜钬激光碎石取石术(图 5-17)。

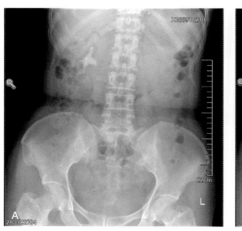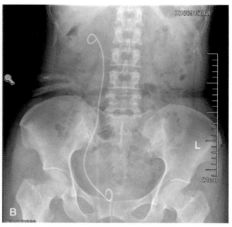

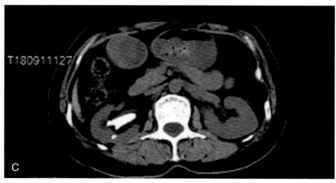

图 5-17 智能控压经皮肾镜钬激光碎石取石术典型病例四
A. 术前 KUB;B. 术后 KUB;C. 术前 CT。

病例五:患者,女性,52 岁,右肾铸型结石并旋转不良,术前尿培养出大肠埃希菌,在腰硬联合麻醉下行一期双通道右侧智能控压经皮肾镜钬激光碎石取石术,术后无发热,血常规无明显异常(图 5-18)。

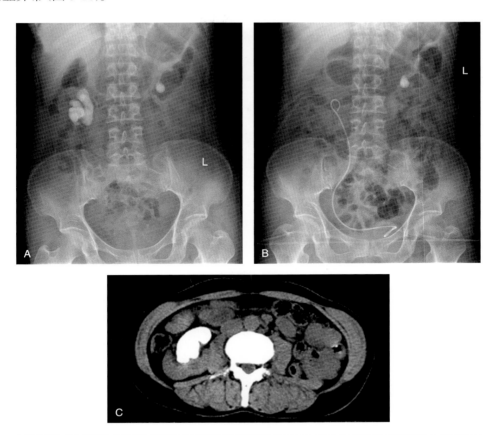

图 5-18　智能控压经皮肾镜钬激光碎石取石术典型病例五
A. 术前 KUB;B. 术后 KUB;C. 术前 CT。

　　病例六:患者,男性,55 岁,左肾铸型结石,在腰硬联合麻醉下行一期单通道左侧智能控压经皮肾镜钬激光碎石取石术(图 5-19)。

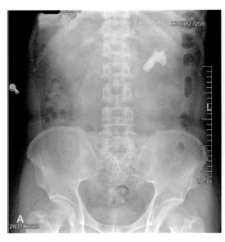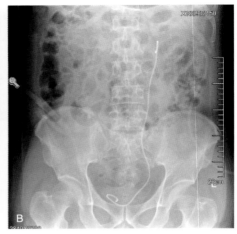

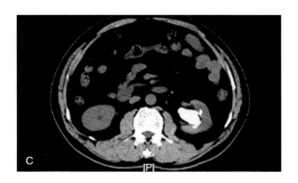

图 5-19 智能控压经皮肾镜钬激光碎石取石术典型病例六
A. 术前 KUB；B. 术后 KUB；C. 术前 CT。

病例七：患者，男性，66 岁，左肾铸型结石，在腰硬联合麻醉下行一期单通道左侧智能控压经皮肾镜钬激光碎石取石术（图 5-20）。

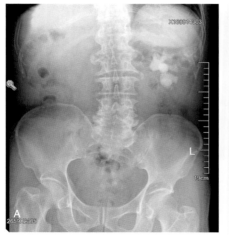
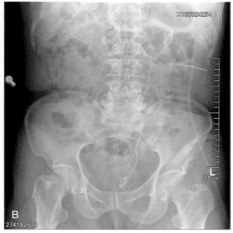
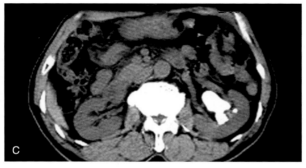

图 5-20 智能控压经皮肾镜钬激光碎石取石术典型病例七
A. 术前 KUB；B. 术后 KUB；C. 术前 CT。

病例八：患者，男性，39 岁，左肾多发结石并轻度积水，在腰硬联合麻醉下行一期单通道智能控压经皮肾镜钬激光碎石取石术（图 5-21）。

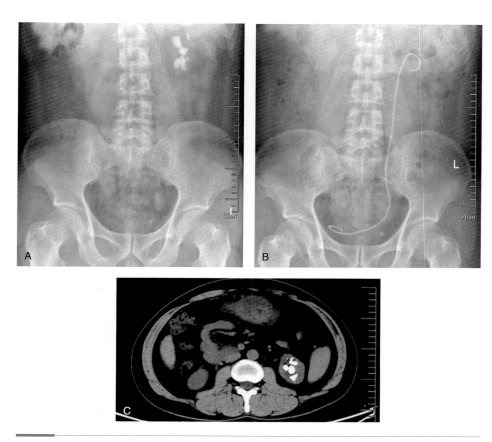

图 5-21　智能控压经皮肾镜钬激光碎石取石术典型病例八
A. 术前 KUB；B. 术后 KUB；C. 术前 CT。

病例九：患者，男性，49 岁，左输尿管上段结石并左肾积水，在腰硬联合麻醉下行一期单通道智能控压经皮肾镜钬激光碎石取石术（图 5-22）。

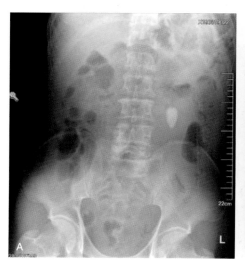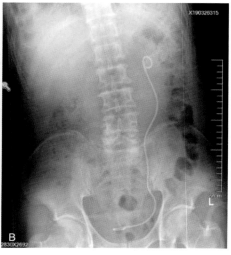

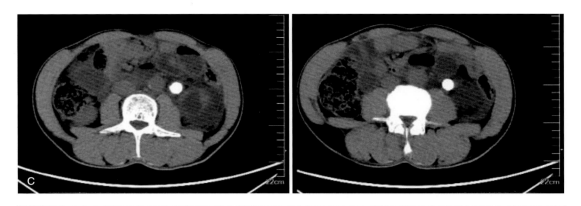

图 5-22 智能控压经皮肾镜钬激光碎石取石术典型病例九
A. 术前 KUB;B. 术后 KUB;C. 术前 CT。

病例十:患者,男性,53 岁,左肾铸型结石,在腰硬联合麻醉下行一期单通道智能控压经皮肾镜钬激光碎石取石术(图 5-23)。

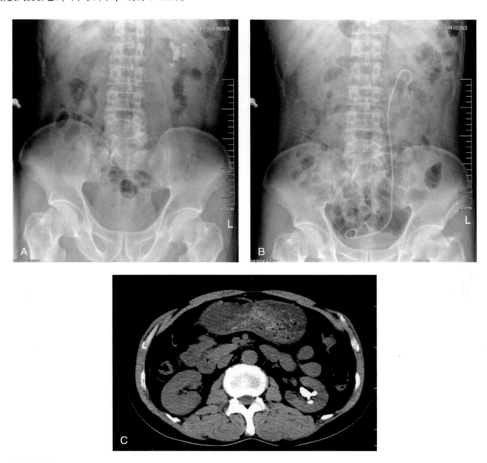

图 5-23 智能控压经皮肾镜钬激光碎石取石术典型病例十
A. 术前 KUB;B. 术后 KUB;C. 术前 CT。

病例十一：患者，男性，59岁，左肾铸型结石，在腰硬联合麻醉下行一期单通道智能控压经皮肾镜钬激光碎石取石术（图5-24）。

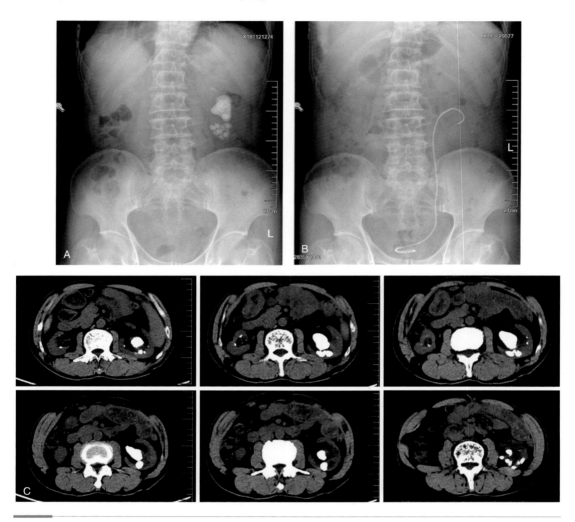

图5-24　智能控压经皮肾镜钬激光碎石取石术典型病例十一
A. 术前KUB；B. 术后KUB；C. 术前CT。

病例十二：患者，男性，42岁，左肾铸型结石，在腰硬联合麻醉下行一期单通道智能控压经皮肾镜钬激光碎石取石术（图5-25）。

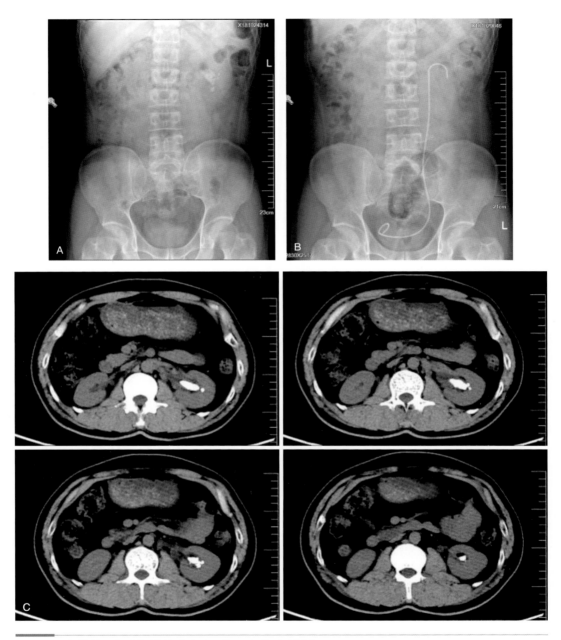

图 5-25 智能控压经皮肾镜钬激光碎石取石术典型病例十二
A. 术前 KUB；B. 术后 KUB；C. 术前 CT

（杨忠圣）

第六章

智能控压尿道膀胱结石钬激光碎石取石术

第一节 麻醉与配合

泌尿系结石是泌尿外科常见疾病,膀胱结石约占整个尿路结石的 5%。膀胱结石大部分是由前列腺增生引起,少部分由上尿路结石下移至膀胱、尿道狭窄或神经源性膀胱所致。膀胱结石的存在可进一步加重下尿路梗阻,引起反复泌尿系感染、血尿。随着我国加速进入老龄化,前列腺增生呈现不断上升趋势,其中约 10% 患者同时合并膀胱结石。治疗膀胱结石的方法主要包括内镜手术、开放性手术和体外冲击波碎石(extracorporeal shockwavelithotripsy,ESWL),内镜手术是目前治疗膀胱结石的主要方法。

泌尿系统的神经分布,膀胱的交感神经来自 T12~L2 脊神经,尿道的神经支配主要来自腰骶神经丛。经尿道膀胱碎石手术区位置相对固定,肌松要求不高。从患者经济能力方面考虑,在无椎管内麻醉禁忌证及患者无全麻要求且身体状况好能耐受膀胱结石手术体位患者,在进行膀胱碎石手术时可优先选择腰硬联合麻醉(CSEA)。穿刺部位选择 L3~4 行蛛网膜下腔麻醉联合硬膜外麻醉,具有起效快、维持时间长、经济实惠等优点。

参考文献

程本春 . 腰麻 - 硬膜外联合麻醉在泌尿科微创手术中的应用价值分析 [J]. 中国社区医师 , 2017, 33 (33): 38-39.

（黄晓梅　黄桂明）

第二节　手术体位与护理配合

【手术体位】

截石位。

【体位用物】

脚架 2 个、约束带若干、棉垫若干。

【器械布类】

弹道包、小布包、清创盆包、手术衣。

【体位安置】

协助麻醉师进行腰麻，麻醉成功后患者在手术床沿固定好 2 个截石位脚架将患者双下肢放置于上，约束带固定，棉垫保护。

【一次性用物】

一次性冲洗管 1 个、腹腔镜保护套 2 个、脑科漏斗 1 个、16 号气囊导尿管 1 根、一次性手术裤 1 个、20ml 注射器 1 个、小纱块两包、围裙 1 个、液体石蜡 1 个、一次性引流袋 1 个、液压传感器 1 个、斑马导丝 1 根、内镜导引器一套。

【手术腔镜物品】

肾 / 输尿管镜一把、蠕动管 1 根、吸引管 1 根、光纤 1 根。

【手术配合】

1. **消毒铺巾**　递卵圆钳夹对折光边碘伏消毒皮肤、按会阴手术常规铺巾。

2. **体位的安置**　患者患侧上肢补液，建立好静脉通路。双下肢腿架于截石位脚架上，双下肢不妨碍肾 / 输尿管镜的操作为宜。

3. **设备的摆放**　显示屏放于患者上方，智能控压平台放于脚架边上。钬激光机放于术者的右侧后方，钬激光脚踏开关置于术者右脚位置。合理的用物摆放利于术者更好地操作及观察图像，也便于护士观察患者病情及麻醉师用药。

4. **智能控压平台的使用**

（1）取 3 000ml 生理盐水连接好一次性冲洗管排气，末端保持无菌。

（2）20ml 注射器抽取 20ml 无菌生理盐水备用。

（3）平台开机—选择只灌注模式—调节灌注量为 100ml/min。

5. **连接设备**

（1）连接肾 / 输尿管镜，调节亮度清晰度。

（2）蠕动机的连接

1）蠕动机接好电源，打开后面总开关，按开机按钮开机。

2）三升袋放置在第二层栏架上，蠕动机顶端严禁放置重物。

3）冲洗管接蠕动管，把蠕动管卡在转轮上。

4）液压传感器接在后面右边接口处，放置 1 个抽满生理盐水的注射器，用于传感器注水。

5）吸引管连接结石收集瓶，吸引管防止弯折阻断负压。

（3）注意光源连续使用时，不必每次关闭电源，以免缩短灯泡寿命。

6. 置入安全导丝

（1）经尿道置入尿管至膀胱，排除膀胱残留尿液。

（2）置入输尿管镜经尿道到膀胱，找到结石，递斑马导丝。

（3）退镜，保留斑马导丝。

7. 置入一次性使用无菌导引鞘

（1）开启内镜导引器，用 20ml 注射器抽吸 20ml 碘伏测试一次性使用无菌导引鞘是否通畅，水润滑鞘身。

（2）内镜导引器沿着斑马导丝至膀胱，保留导丝，退鞘芯。

（3）连接液压传感器一端，巡回护士用备好的 20ml 无菌盐水从传感器的另一端推水，排空一次性使用无菌导引鞘内空气。

（4）调节平台模式为灌注吸引自动模式，灌注量为 100ml/min，负压为 –9mmHg，警戒值为 30mmHg 按校零键。

8. 碎石

（1）平台按开始键灌注，录像，术中在肾 / 输尿管镜下寻找结石。

（2）开启钬激光，连接 550μm 钬激光光纤开指示灯监测，并调节功率，一般设定为 2.0J/30Hz 即可。术中严密观察手术进展，及时更换灌注的生理盐水和吸引瓶的废水。

9. 置入导尿管。

10. 术毕 正确撤除各种连接，患者恢复体位，腔镜器械当面交接。

（朱秋华 蔡云霞）

第三节 智能控压尿道膀胱结石钬激光碎石取石术

一、概述

泌尿系结石是泌尿外科的最常见病之一，膀胱结石约占整个尿路结石的 5%。膀胱结石大部分是由前列腺增生引起，少部分由尿道狭窄或神经源性膀胱所致。膀胱结石的存在可进一步加重下尿路梗阻，引起反复泌尿系感染、血尿。随着我国加速进入老龄化，前列腺增生呈现不断上升趋势，其中约 10% 患者同时合并膀胱结石。治疗膀胱结石的方法主要包括内镜手术、开放性手术和体外冲击波碎石（extracorporeal shockwavelithotripsy，ESWL），内镜手术是目前治疗膀胱结石的主要方法。

腔内碎石的方法有很多，可以采用经尿道膀胱镜、肾镜或输尿管镜运用液电、超声、气压弹道及激光等设备碎石。但对于较大的膀胱结石，肾镜 / 输尿管镜由于操作孔径小，碎石后大量碎石屑造成术野模糊，且较大碎石需反复进出尿道取石造成尿道损伤。为了提高手术效率和解决膀胱高压的问题,创新一种新的手术方法:应用仪器智能监测和控制经尿道膀胱碎石吸引取石术,研究制作集成测压装置的经皮肾吸引鞘及具有压力监测并通过压力反馈控制的灌注吸引系统(医用灌注吸引平台),应用于经尿道膀胱碎石吸引取石术,进行智能监测和控制腔内压力。设计的腔内灌注吸引压力控制系统增加压力反馈自动控制系统,手术时通过系统设定手术需要灌注流量值、腔内压力控制值、腔内压力警戒值;系统在满足手术理想的灌注流量前提下,手术视野清晰,避免负损伤,能通过压力反馈控制吸引大小,自动、精确地控制肾盂内压使其维持在安全范围,减少钬激光热损伤,使术者操作简单化,从而避免钬激光热损伤及腔内高压导致液体外渗、黏膜损伤及尿道狭窄等并发症发生,并通过吸引取石提高手术效率。

笔者应用智能控压尿道膀胱结石钬激光碎石取石术治疗膀胱结石取得了良好效果。笔者体会:智能控压尿道膀胱结石钬激光碎石取石术既能设定大的灌注流量以满足碎石需要,保持视野清晰,高效率碎石和吸引清石,又可智能精确地调节吸引压力,使腔内压控制在设定的安全范围,是一种安全高效的经尿道膀胱取石术式,具有腔内压可监测和控制、碎石清石效率高、时间短、损伤小、操作简单方便等特点。

智能控压尿道膀胱结石钬激光碎石取石术的适应证和禁忌证与普通的经尿道膀胱取石术基本是相同的,由于手术效率提高,对于较大结石仍可以一期手术取石。

二、手术准备

【手术器械及附属设备】
1. 医用灌注吸引平台
2. 内镜用导引器(图 6-1)
3. 液压传感器
4. 肾镜 / 输尿管镜
5. 吸引管、液体蠕动灌注管、导丝、钬激光等碎石工具

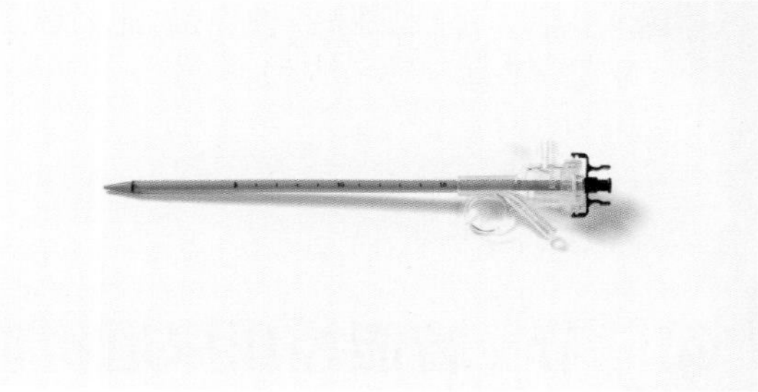

【适应证】
膀胱结石。

图 6-1　内镜用导引器

【禁忌证】
未纠正的全身出血性疾病;严重心脏疾病和肺功能不全,无法承受手术者;未控制的糖尿病和高血压者;膀胱结石合并感染,仍有发热等症状,需控制感染后再择期手术。

【术前准备】
术前准备与常规的膀胱结石手术相同,术前合并感染的患者,要控制感染,纠正全身其他系统紊乱(比如控制血压、血糖,纠正凝血功能等),术前影像学检查了解结石位置。

三、手术步骤

【麻醉和体位】
1. **麻醉**　采用腰麻。

2. **体位**　取截石位置。

【手术步骤】

1. **肾/输尿管镜检**　平台设定为生理灌注模式,使用肾/输尿管硬镜经尿道进入,检查尿道、膀胱及结石,留置斑马导丝至膀胱内,缓慢退镜。

2. **鞘测压通道检测**　使用内镜于导引器前,用稀碘伏水加压推注检测鞘压力传感通道有无泄漏,注意鞘前段内外壁的压力采集口是否畅通(图 6-2)。

3. **置鞘**　导丝引导下置入内镜导引器,置鞘过程避免暴力,防止造成尿道及膀胱损伤。对尿道轻度狭窄者,可用等型号的扩张器扩张后再顺斑马导丝置鞘(图 6-3)。

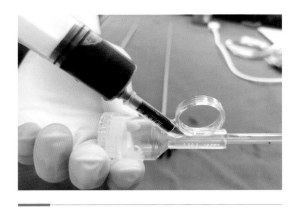

图 6-2　推注稀碘伏水检查鞘测压通道　　　　图 6-3　置鞘

4. **压力传感连接**　内镜用导引器测压通道接口用液压传感器连接医用灌注吸引平台输入端插口(图 6-4)。

5. **吸引管道连接**　内镜用导引器吸引通道接口用吸引管连接医用灌注吸引平台的结石收集瓶(图 6-5)。

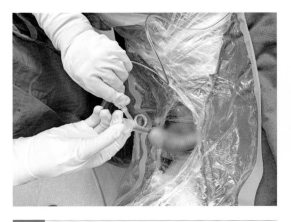
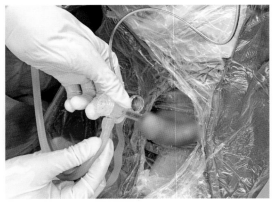

图 6-4　连接液压传感器　　　　　　　　　　图 6-5　连接吸引管

6. **蠕动灌注管连接**　蠕动管装入蠕动泵,肾镜/输尿管镜灌注通道接口连接医用灌注吸引平台的灌注管(图 6-6)。

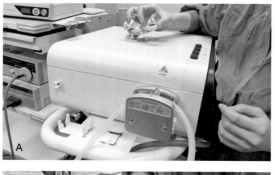
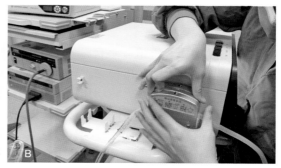
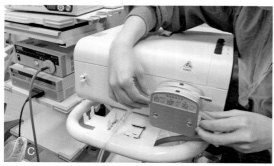
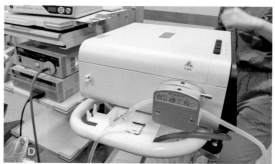

图 6-6 蠕动灌注管连接

7. 腔内压力校零 在医用灌注吸引平台控制板面待机状态下,模式切换为灌注吸引自动模式(图 6-7)。用 20ml 注射器推注生理盐水,将传感器及一次性使用无菌输尿管导引鞘测压管道的空气排空,并见一次性使用无菌输尿管导引鞘管尾端液体流出,显示器腔内压力值相对稳定后,按"校零"键对腔内压力进行校零(图 6-8),观察腔内压力波动范围小于 2mmHg 校零成功,此时肾内通向大气压的压力值校设为 0mmHg。

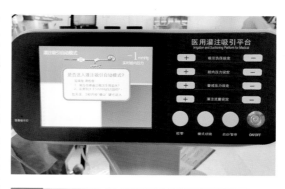

图 6-7 模式切换为灌注吸引自动模式

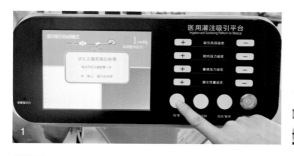
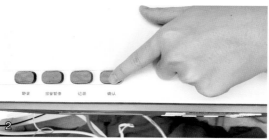

图 6-8 腔内压力校零

　　8. **平台参数设定**　校零成功后,在平台控制板面设定术中所需灌注流量(100~300ml/min 之间)、腔内压力设定(-5~5mmHg)、腔内压力警戒值 20~30mmHg(图 6-9)。

　　9. **碎石取石**　轻按"启动/暂停"开关,此时平台智能控压灌注吸引自动模式开始工作,为使腔内压力调节在设定的负值,吸引泵智能吸引,肾/输尿管硬镜在连续高流量灌注下,经内镜用导引器操作通道进入,进行智能控压尿道膀胱结石钬激光碎石取石术(图 6-10),采用钬激光光纤经肾/输尿管硬镜通道置入进行连续粉末化碎石,碎石时镜体在鞘内间歇地前后或旋转移动约 2~3mm,以保持鞘吸引畅通,并利于能通过镜鞘间隙的结石颗粒随水流吸出。高流量灌注下连续碎石始终能保持视野清晰,腔内压力维持在设定的低负压状态(图 6-11),大于镜鞘间隙小于鞘内直径的碎石颗粒通过退镜吸出。

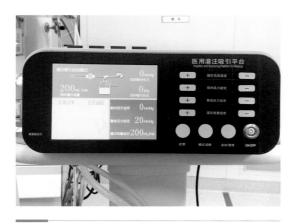

图 6-9　平台参数设定

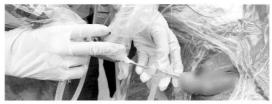

图 6-10　碎石外景

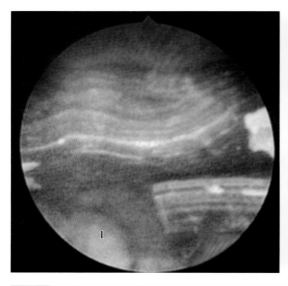
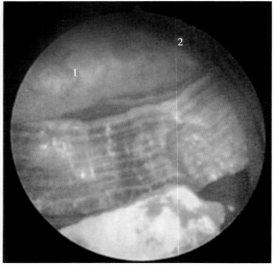

图 6-11　腔内大流量低负压,膀胱黏膜呈闭合状态

1. 轻度塌陷的膀胱黏膜;2. 透明的导引鞘。

10. **术毕** 碎石取石完毕,内镜监视下将透明鞘退出。放置导尿管,手术结束,收集结石标本。

11. **存读数据** 平台 USB 口插入 U 盘,按平台顶部"记录键",把手术中设定参数和实时数据存入 U 盘,关闭平台电源,术中数据在电脑 Excel 表读取。

【术后处理】

1. 术后急查血常规、尿常规,监测生命体征。

2. 术后根据病情停用或继续静脉应用抗生素 1~2 天。

3. 术后第 1 天行 KUB 检查。

（朱贤鑫 宋乐明）

第四节 术中操作注意要点和技巧

智能控压尿道膀胱结石钬激光碎石取石术的手术原理与智能监控肾内压输尿管镜吸引取石术的原理类似,实现在膀胱碎石的同时智能监控腔内压并吸引取石,结合该系统可使经尿道膀胱碎石术提高碎石效率、缩短手术时间、减少术后残石可能,降低激光热损伤、减少感染性并发症的发生等,该术式在操作过程中的一些注意要点和技巧总结如下。

1. 在置入输尿管鞘前需行尿道镜检,以判断尿道条件是否允许置鞘,了解尿道走行以保证在置鞘过程中减少尿道损伤可能。

2. 尿道检查时如发现尿道存在狭窄可在留置导丝后先以一次性使用无菌输尿管导引鞘的内芯行输尿管扩张,扩张后再予置鞘。

3. 在碎石过程中,利用鞘将结石固定,碎石过程极少发生结石偏移,大大提高了碎石效率。

4. 如需要膀胱稍充盈,可设置控制压力在 5mmHg,可使得膀胱轻度扩张,避免钬激光损伤膀胱壁。

5. 清除结石碎片过程中,整个操作过程将输尿管镜与尿道黏膜隔离,起到保护尿道黏膜作用。

6. 同时在结石清除过程中,借鉴经皮肾碎石冲洗结石碎片原理,可将膀胱内结石碎片冲洗干净,大大提高了清除结石效率,节省了手术时间。

7. 因内镜导引器与输尿管镜之间有足够的空隙,避免了碎石过程中膀胱过度充盈而导致逆行感染和机体吸收导致水中毒等风险。

参考文献

［1］黄健,郭应禄,那彦群,等.中国泌尿外科和男科疾病诊断治疗指南 [M].科学出版社,2019:250.

［2］王固新，夏利萍，夏昕辉.经电切镜鞘肾镜下气压弹道联合超声碎石治疗膀胱结石 20 例分析 [J]. 中国误诊学杂志，2011, 15 (5): 3749-3750.

［3］张建忠，邢念增.腹腔镜治疗良性前列腺增生研究进展 [J]. 国际泌尿系统杂志，2007, 27 (6): 814-816.

［4］那彦群，叶章群，孙颖浩，等.中国泌尿外科疾病诊断治疗指南 [M]. 北京：人民卫生出版社，2014: 129.

［5］吴阶平.吴阶平泌尿外科学 [M]. 济南：山东科学技术出版社，2009: 792-793.

（朱贤鑫 宋乐明）

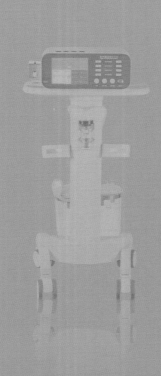

跋

2009年中山大学附属第三医院高新教授前往赣州市人民医院访问，发现笔者主持的微造瘘经皮肾镜吸引取石术安全有效，具有很强的新颖性、实用性、科学性，是一项非常有意义的工作。2009年7月29日应高新院长的邀请，笔者团队在中山大学附属第三医院举行"微造瘘经皮肾镜吸引取石术"专题研讨及手术演示。当时曾国华教授、曾祥福教授在中山大学附属第三医院分别感受微造瘘经皮肾镜吸引取石术，后来该手术方式及理念开始在全国各地演示、推广、应用。通过在全国各地与大量教授与专家的交流和沟通，微造瘘经皮肾镜吸引清石系统不断完善、成熟。

笔者团队开展微造瘘经皮肾镜吸引清石系统研究取得的一些经验、体会撰写的多篇论文先后在 *Urology*、*Journal of Endourology*、*Urologia internationalis*、《中华泌尿外科杂志》《临床泌尿外科杂志》《中国内镜杂志》《中华腔镜泌尿外科杂志》等发表，共发表论文13篇，其中SCI收录3篇，国内核心期刊4篇。

时任中华医学会泌尿外科学分会主任委员、中华医学会泌尿外科学分会泌尿系结石学组组长叶章群教授亲自撰写的《微创时代的结石治疗》发表在《中华泌尿外科杂志》2013年第4期，文章中评述"宋乐明教授将微造瘘经皮肾镜吸引清石系统结合超声用于鹿角形肾结石的治疗，既保证了微通道易于达到更多肾盏的优点，又获得了负压吸引清石系统降低肾盂内压的优势，同时在穿刺建立通道和术中寻找结石的不同阶段进行超声实时引导，是对传统PCNL和MPCNL的很好改良，既能减少出血和降低感染率，还能提高清石率。"

2013年12月6日由江西省科技厅组织，叶章群教授担任鉴定委员会主任，到实地对笔者团队所开展的"应用微造瘘清石系统行经皮肾镜吸引取石治疗鹿角形肾结石的临床研究"进行科技成果鉴定，给予高度评价，鉴定该技术达国际先进水平。

叶章群教授在鉴定结束总结时，希望项目团队再接再厉，把前期临床积累的液体灌注、腔内控压、腔内状态等经验转化到仪器设备进行智能化、数字化的控制，让技术推广应用时消除经验偏差和人为操作环节失误等因素，使技术操作智能化、流程化。

自2015年1月1日起，本项目组成果"智能控制肾盂内压输尿管软镜吸引取石技术及相关仪器研发""经皮肾镜吸引取石术中智能化监测和控制肾盂内压力的实验研究""智能监控肾盂内压的新型输尿管软镜吸引取石术的研究与临床应用""基于输尿管导入鞘的压力反馈智能控制肾盂内压的研究""输尿管软镜取石肾盂内压智能控制方法研究及器材研发"先后获得江西省科技厅1项重大项目、3项江西省自然（青年）科学基金项目和1项赣州市科技局重大研发项目支持。笔者团队历时6年，通过器械设备研发和临床研究，创新研发了由"医用灌注吸引平台"和"一次性使用输尿管测压导引鞘"组合的"泌尿腔内灌注吸引智能控压清石系统"，创新了智能控压的经自然腔道和经皮通道的腔内碎石取石技术，使腔内碎石取石术中可达到精确的液体在肾内快速循环，并智能化、数字化精准监测和控制肾内液体压力在设定的范围，保障了腔内碎石取石手术的安全，拓宽了手术适应证并显著提高了手术效率和一期清石率，降低了结石患者的医疗费用。

　　在技术研发和全国推广应用过程中,我们得到了中华医学会泌尿外科学分会现任主任委员、中华医学会泌尿外科学分会泌尿系结石学组各位委员的精心指导、大力支持和帮助,在此表示衷心的感谢!

宋乐明

2022 年 6 月